四川省营养学会（老年营养分会）组织编写

四川省营养学会

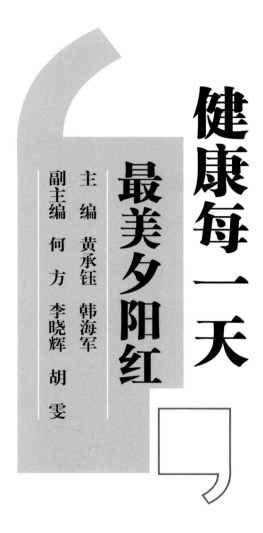

健康每一天

最美夕阳红

主 编　黄承钰　韩海军

副主编　何 方　李晓辉　胡 雯

Healthy Every Day
the Most Beautiful Golden Years

U0384344

 四川大学出版社

责任编辑:李金兰
责任校对:许　奕
封面设计:墨创文化
摄　　影:彭逢友　聂常宣　金　辉　冯挺华　张　键
插　　图:吕　毅　刘梓涵　李　媛
责任印制:王　炜

图书在版编目(CIP)数据

健康每一天　最美夕阳红 / 黄承钰，韩海军主编.
—成都：四川大学出版社，2019.1
ISBN 978－7－5690－2750－1

Ⅰ.①健… Ⅱ.①黄… ②韩… Ⅲ.①老年人－保健
－基本知识　Ⅳ.①R161.7

中国版本图书馆 CIP 数据核字（2019）第 008464 号

书　名	健康每一天　最美夕阳红	
主　编	黄承钰　韩海军	
出　版	四川大学出版社	
地　址	成都市一环路南一段 24 号 (610065)	
发　行	四川大学出版社	
书　号	ISBN 978－7－5690－2750－1	
印　刷	四川盛图彩色印刷有限公司	
成品尺寸	170 mm×240 mm	
印　张	12.5	
字　数	173 千字	
版　次	2019 年 1 月第 1 版	
印　次	2019 年 1 月第 1 次印刷	
定　价	68.00 元	

◆读者邮购本书，请与本社发行科联系。
　电话: (028)85408408/ (028)85401670/
　(028)85408023　邮政编码: 610065
◆本社图书如有印装质量问题，请
　寄回出版社调换。
◆网址: http://press.scu.edu.cn

《健康每一天 最美夕阳红》编委会

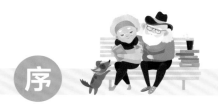

序

　　人生百年，"花甲"仅是中场，是人生的另一个阶段。你已经度过了积极奋斗、拼搏向上的青壮年时代，退休了，进入了一个温馨、从容的新阶段。我们常常用"最美夕阳红"来描述老年生活。的确，你还有足够的时间去发挥聪明才智，体验人生旅程的快乐。在这个"花自无心水自闲"的美好阶段，保持健康将是你的头等大事。

　　出生、成长、衰老、死亡是生命的自然规律，没有人能避免衰亡的结局。"年逾百岁无疾而终"当然很理想，但自古也只有极少数人能够做到。我们一般人必须自己认真保持老年期的身心健康，力争做到"成功衰老"。所谓"成功衰老"，就是在有生之年使自己生活自理的时间尽量延长，避免长时间辗转病榻、痛苦挣扎。

　　要做到成功衰老并不容易，需要从心理调适和躯体维护两个方面努力。人生不可能事事尽如人意，要学会管理和优化自己的情绪，坦然面对不称心的事情甚至是不幸的遭遇，做自己心态的主人。俗话说，岁月不饶人！人到老年，各种生理功能逐渐衰退，因此，不要给自己设定过高的目标，避免一旦感到"力不从心"就心情苦闷、情绪低落。同时，人到老年有些病痛是常态，不要有点病就精神紧张、悲观忧郁，要坚定地相信自己能够战胜病痛。人体对病痛有很强的适应能力和自愈能力。看看你身边熟悉的老年人，他们也许有段时间显得有些萎靡，但过两年又变得精神饱满，这就是很好的证明。

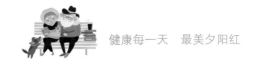

老年人各个器官、系统的功能正在减退，需要认真保护和合理使用，尽量避免造成意外损伤或引发功能障碍。要遵循老年人的生理特点和自身实际情况，安排好每一天的生活，认真做到健康每一天。

健康每一天是"成功衰老"的基础。为了帮助老年人保持健康，四川省的多位知名专家编写了这本《健康每一天　最美夕阳红》。这是一本指导老年人健康生活的好书，是指引"成功衰老"的"宝典"。本书主编在老年营养保健领域都有系统的理论研究和丰富的实践经验。他们在书中对老年人营养保健领域的常见问题和误区做了深入浅出的解读，对每天都要经历的"吃、喝、排、动、睡、乐"有具体实用的指导。老年人如能认真研读本书，努力付诸实践，一定会对"成功衰老"大有裨益。

中国的人口结构正在快速老龄化。2016年中国60岁及以上的人口数达23086万，占总人口数的16.7%。一个人要做到"成功衰老"不是一件容易的事情，一个国家要做到健康老龄化更是一项非常艰难的任务。"健康中国"是全国人民的美好期望，健康老龄化是健康中国不可或缺的重要组成部分。希望广大营养健康工作者齐心协力，为中国实现健康老龄化，为建设美丽和谐的健康中国贡献力量。

中国营养学会名誉理事长

葛可佑

2018年7月26日

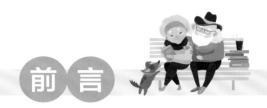

前言

改革开放以来，随着医疗卫生事业的不断发展，我国居民平均寿命一直稳步上升。长命百岁已是中国人可以实现的梦想，人人都希望长命百岁且身体健康，生活幸福且少患疾病。

自20世纪末我国进入老龄化社会，至今已近20年了，中国人口结构老龄化的速度一直不断加快。2000年第五次人口普查结果显示，60岁及以上人口达1.3亿，占人口总数的10.2%；2017年末已达2.41亿，占人口总数的17.3%。老龄化是社会进步的表现，也是不可逆转的趋势。2015年，习近平总书记指示，有效应对我国人口老龄化，事关国家发展全局，事关亿万百姓福祉。

近年来，随着现代医学的快速发展，在老年健康领域出现了很多新理论和新技术。如何将它们有机地融入老年人的生活中，如何让老年人各器官功能得到最大限度的发挥，如何减少或消除日常生活中容易引发疾病的危险因素，让老年人健康过好每一天……这些问题近年来一直萦绕在本书编者的脑海里，不离不散。

2017年"国民营养计划"为我们指明了方向，其在"老年人群营养改善行动"中指出，建立满足不同老年人群需求的营养改善措施，促进健康老龄化，依托基层医疗卫生机构，为居家养老人群提供膳食指导和咨询。2016年，中国营养学会编著的《中国居民膳食指南（2016）》出版。在这一大好形势和背景下，《健康每一天　最美夕阳红》这本书终于问世了。

本书在开篇即介绍了健康老龄化的相关概念，提倡和鼓励老年人做到"成功衰老"；紧接着以《中国居民膳食指南（2016）》为核心，以"健康每一天"为主题，针对老年人每天必须面对的"吃、喝、排、动、睡、乐"等生活行为，分别给出具体行动建议和详细解读；然后在"生活实践篇"里，绘制了老年人"健康每一天"的生物钟图，介绍了多种适合老年人的实用技术和方法技巧；最后寄语老年人，"成功衰老"者的夕阳红是美丽的，健康老龄化会呈现最壮观的夕阳红！

在本书编写过程中，中国营养学会名誉理事长葛可佑教授亲自为本书作序，中国营养学会郭俊生、孙建琴、张坚、蒋与刚几位教授精心审稿。本书的出版得到了四川省卫生与健康委员会、四川省营养学会及其老年营养分会、四川省预防医学会身体健康和活动分会、中国老年医学学会营养与食品安全分会、成都市视力保护协会营养与视力健康专业委员会、四川大学、四川旅游学院、成都医学院、成都市疾病预防控制中心、原成都军区疾病预防控制中心各位专家及其所属单位的大力支持，还得到不少老年朋友的建议、鼓励和精美照片的馈赠，在此，一并致以诚挚的感谢和崇高的敬意！

本书力求做到科学严谨、简便实用，希望能成为指导老年人日常生活健康行为的一本好书，能为基层医务人员进行老年保健培训提供帮助，能成为年轻人对老年人表达孝心的一份好礼品，力争为帮助老年人实现"成功衰老"的梦想，促进中国实现健康老龄化贡献一分力量。

由于编者水平有限，书中难免有错漏之处，敬请广大读者不吝赐教！

《健康每一天　最美夕阳红》编委会

2018年8月

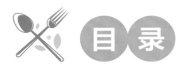

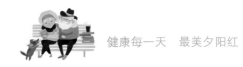
第二部分 健康每一天

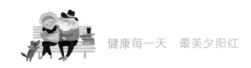

第三部分　生活实践篇

第四部分 寄语：健康每一天 最美夕阳红

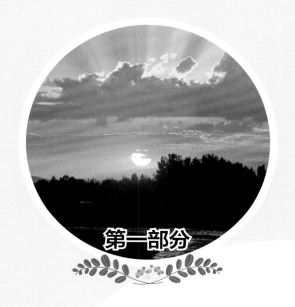

第一部分

开 篇

2017年底，我国60岁及以上人口已达2.41亿，占总人口数的17.3%。预计到2040年，我国60岁及以上人口将达到4.02亿，占总人口数的28%。我国老龄人口有基数大、增速快、差别大、高龄化、空巢化、疾病多、资源有限、未富先老等特点。面对这样的严峻局势，只有人人争取"成功衰老"，努力促进健康老龄化，才能平稳从容地度过我国人口老龄化的高峰期。

健康老龄化是一项伟大的事业，是一项复杂的工程，需要多领域、多学科合作共赢。

调查显示，实现了健康老龄化的地区或国家，社会繁荣，家庭和谐。健康中国是由许多健康社区组成的，幸福一生是由健康每一天组成的。健康每一天是"成功衰老"的基础，老年人每一天或绝大多数时间里都健康快乐，他们的晚年生活会是幸福的、令人期待的。

本书力求将健康老龄化的基本理念和《中国居民膳食指南（2016）》中的科学推荐融入老年人每一天"吃、喝、排、动、睡、乐"的生活实践中，告诉老年人如何培养健康的生活方式，如何减少或消除疾病发生的危险因素，并对老年人日常生活中的常见问题和误区做了深入浅出的解读，引导老年人沿着健康老龄化的轨迹过好每一天。

在"开篇"部分，主要介绍有关概念，鼓励老年人树立"成功衰老"的信念和决心。人生百年，三万多天，天天健康，一生幸福。

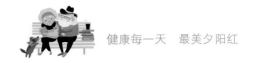

一、什么是健康老龄化？

1. 背景

2015年10月，习近平总书记指示，有效应对我国人口老龄化，事关国家发展全局，事关亿万百姓福祉。2016年10月，中共中央、国务院办公厅印发的《"健康中国2030"规划纲要》明确提出要"促进健康老龄化"。2017年6月30日，国务院办公厅发布的《国民营养计划（2017—2030年）》"老年人群营养改善行动"强调，"建立满足不同老年人群需求的营养改善措施，促进'健康老龄化'"。

2. 定义

在世界卫生组织（WHO）2016年在《关于老龄化与健康的全球报告》里，将健康老龄化定义为"发展和维护老年健康生活所需功能发挥的过程"。正如陈冯富珍博士在该书序言中指出，本报告着重强调了对大多数老年人来说，健康老龄化不仅是指没有疾病，而且要维持功能发挥，这才是最重要的。

机体功能发挥好的老年人，他们的老龄生活处于人生的又一个黄金时期，也是他们自身感觉更为自由和惬意的阶段。功能发挥是个人内在能力与其所处环境因素相互作用的结果（图1-1-1）。机体内在能力是指个体在任何时候都能动用的全部身体机能和脑力的组合，它是子宫环境、出生后的环境暴露因素和行为、健康特征（包括生理、心理特征）相互叠加的结果。外界环境包括自然环境、家庭环境和社会环境。当个体与环境契合良好时，老年人群的功能发挥最佳，就能产生老龄化的最优轨迹。

个体特征————

基因遗传————

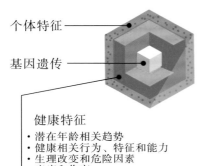

健康特征
· 潜在年龄相关趋势
· 健康相关行为、特征和能力
· 生理改变和危险因素
· 疾病和伤害
· 内稳态的改变
· 广泛的老年综合征

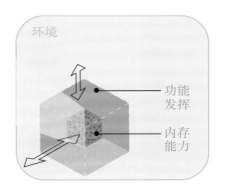

图1-1-1 机体内在能力与功能发挥的关系
（引自：世界卫生组织，《关于老龄化与健康的全球报告》，2016）

3. 理由

促进健康老龄化主要有以下五个重要理由：

（1）是"健康中国"的重要组成部分。据国家统计局信息显示，截至2016年底，我国60岁及以上人口已达2.3亿，占总人口数的16.7%；至2017年末已达2.4亿，占总人口数的17.3%。估计到2040年，我国60岁及以上人口将达到4.02亿，占总人口数的28.0%。从2010年起，我国80岁及以上的高龄老年人口数量持续增长，截至2050年，失能老年人口数量将从现在的625万上升到1875万，增幅达200%。可见人口比重如此大、结构如此复杂、功能处于衰退阶段的老龄人口在健康中国中处于何等重要的地位！

（2）有利于老年人功能发挥和维持健康。老年人每天的生活、学习、工作、休闲、娱乐都离不开健康。健康的老年人更有活力，身体功能发挥更好，能更有质量地安度晚年。我们鼓励老年人以积极乐观的态度认识衰老、践行健康衰老，鼓励老年医学保健领域研究衰老规律和养老技术，鼓励食品企业开发有利于老年健康的食品等，形成跨领域、跨行业的大平台，鼓励、支持、维护老年人的健康。

（3）可促进社会持续发展。 养老产业是一个大产业，不仅促进健康老龄化，还促进农业、卫生保健、食品、餐饮、医疗智能产品、运输、旅游、医疗服务、互联网、金融、房产、媒体等相关产业的发展。老年人可以通过很多方式为社会发展做出贡献，比如老有所为、老有所乐，以及钻研养生、抚育子孙、当志愿者等。大众应欢迎和支持他们做贡献，且不要遗忘他们曾对社会的贡献。因此，健康老龄化可以促进社会持续发展。

（4）关系到子孙后代的健康和福祉。 家有一老，如有一宝，儿孙满堂，其乐融融。老年人是国家的宝贵财富，他们承载着中华民族的优良品质，蕴藏着丰富的工作和生活经验，只要他们身体健康，他们就能继续为子孙后代造福。在老龄化社会中不健康和失能老年人过多，那将需要更多的照护和支持，甚至使家庭和社会不堪重负。

（5）维护老年人的基本权利。 老年人辛苦了一辈子，应该在晚年获得享受健康和快乐的基本权利。但由于老年人年事已高、能力下降或失能，他们在某些家庭、公共场合和养老机构，常遭受歧视和偏见，失去尊严甚至遭受虐待。

无论是中国古代还是现代，从大国情到小家庭，从老年人到年轻人，从现在到将来，从正面到反面，我们都有充足的理由要采取措施，积极促进健康老龄化。

二、如何获得健康老龄化的最佳轨迹？

老龄化反映了个体与环境之间持续相互作用的过程，这种相互作用的结果即成为内在能力和功能发挥的轨迹，表现出来就是老年人身体机能的变化。

1. 老龄化轨迹

图1-2-1是假设中年时期同一起点身体机能的变化轨迹，这些轨迹在我们日常生活中随处可见。假设3个中年人有相似的身体机能，但他们的人生轨迹和结局却可能差别很大。个体A为最优轨迹（蓝色），拥有较好的内在能力和适宜的环境，身体机能一直较好，直到终老时，身体机能才急剧下降。个体B为受干扰后有三条轨迹（黄色），因某一个时点或某段时间受某一事件（如疾病、外伤、天灾、人祸等）引起身体机能急剧下降：如果内在能力和环境条件较好，身体机能可得到部分恢复（黄色实线），以后身体机能逐渐衰退；如果两者条件都很好，也可能基本恢复（黄色向上虚线，可与蓝线重叠），随后与个体A的轨迹类似；但如果两者条件很差，身体机能则很快下降，以致早亡（黄色向下虚线）。个体C为两条下降轨迹（红色）：内在能力一直差，不能很好地适应环境，身体机能和轨迹（红色实线）一直下降直至死亡；如果具有较好的环境条件，身体机能也可能逐渐提高（红色向上虚线，与黄色实线部分重叠），晚期与个体B的轨迹类似。

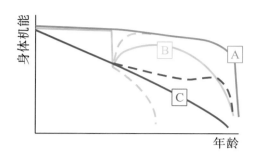

A（最优轨迹）：表示内在能力维持在最高水平直至终老。

B（受干扰轨迹）：表示某事件导致能力下降，随后有所恢复。

C（下降轨迹）：表示能力逐渐下降直至死亡。虚线：表示替代轨迹。

（引自 WHO《关于老龄化与健康的全球报告》，2016）

图1-2-1　中年时期同一起点假设的身体机能变化轨迹

2. 健康老龄化轨迹

健康老龄化有利于老年人身体功能发挥，绝大多数时间能适应其基本生活需要，临近终老时身体功能才急剧下降。在健康老龄化的社会中，大多数老年人有类似于图1-2-1中个体A的最优轨迹（蓝色实线）或个体B的较好轨迹（黄色实线、黄色向上虚线），而经历黄色向下虚线或红色实线轨迹的人相对较少。

3. 获取健康老龄化轨迹的途径

（1）**从小加强自身内在能力（包括各组织器官功能、免疫力、体力、智力、视力、听力等），提高适应环境的能力。**健康"四大基石"（即合理饮食、适度运动、戒烟限酒、心理平衡）是提高自身内在能力的有效措施。

（2）**不断改善环境，使人体更容易适应环境。**比如，改善自然环境，做到山绿、水清、天蓝、空气清新等；改善工作环境、家庭环境、社区环境、社会环境；改善饮食，做到吃好、喝好、平衡膳食、合理营养，使机体处于一个良好的内环境中；提高文化水平，增强认知环境的能力，建立正确的人生价值观，建立健康的生活方式；加强社区、社会支持系统，发展健康养老产业，提供良好的卫生保健服务，等等。

（3）**不断调整人和环境的关系，使人体和环境的关系更和谐。**老年人的身体功能有所下降，应注意避免或尽可能消除生活环境中的有害因素（包括细菌、病毒、寄生虫，高温、低温、缺氧、辐射，农药、致癌、致突变和有毒物质等），充分利用周围环境的有利因素（医疗保健、经济来源、旅游资源、人文环境等），调整目标（想要做的事）和实际（能做到的事）之间的关系，做出合理选择，改善自己的生活行为。

（4）**将健康老龄化理念融入每天的生活中。**天天快乐，身体健康，天天健康，终生幸福。

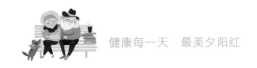

三、什么是"成功衰老"？

1. 衰老

衰老是人生一段生命历程，是继胚胎发育、分娩、生长、发育、成熟后一段必然的连续生物学过程。从生物学角度看，随着年龄增大，机体内分子和细胞水平损伤长期积累，组织器官功能和内在生理储备能力降低，表现为机体对内外环境适应能力降低，最终导致死亡。

因此，每个人的衰老变化轨迹并非一致，身体机能也并非随年龄增长直线下降。一些80~90岁的老年人仍能独立生活，拥有较好的体力和智力；但有些老年人身体虚弱，饱受疾病折磨，生活质量很差，还需要很多照护和支持。

除了身体机能衰退以外，进入老年以后，往往还伴随其他一些重要变化。例如地位和角色的转变，使得老年人失落感多、成就感少；有的老年人承受自己或亲人严重疾病的折磨和痛苦，或遭受亲朋好友去世的打击；环境复杂多变，老年人应激和适应环境的基本能力下降。这些变化对每个人衰退的影响不同，有可能影响很大，也可能影响不大。

2. 成功衰老

《中国老年人膳食指南（2010）》第12条指出："合理安排饮食，做到成功衰老。""成功衰老"即生理性衰老大于病理性衰老，"成功衰老"者没有严重疾病和残疾，有较高的生理学功能和认知功能，能独立生活或从事生产活动，自我感觉健康幸福。

老年人往往伴有一种或多种疾病，但只要不是严重疾病或残疾就好；老年人往往视力、听力、体力、脑力等生理学功能和认知功能有所下降，但不影响基本生活就好；老年生活中遇到的事多、人多，但能以乐观积极的态度从容面对，能处理好各种关系就好。衰老的结局是死亡，"成功衰老"的结局是成功死亡，即身体功能在较短时间内急剧下降而高寿离世，而不是在临终前较长时间出不了门、下不了床，生活质量低，丧失基本生活能力，遭受难以忍受的痛苦和折磨。

"成功衰老"理论倡导积极乐观的人生，正面认识并激发老年人群中蕴藏的宝贵活力，正视和理解老年人群内部存在的差异，鼓励老年人在衰老过程中让身体功能得到最大限度发挥，自然和社会环境适应能力最低程度地丧失，追求"成功衰老"的最大利益和最高目标。

3. 成功老龄化

按照联合国标准，60岁及以上老年人达到总人口数的10%，或65岁及以上老年人占总人口数的7%以上，该地区即视为进入老龄化社会。成功老龄化社会里"成功衰老"者占较大比例，是我们期待和努力实现的目标。成功老龄化是维护和促进"成功衰老"的过程，其内涵和变化轨迹与健康老龄化类似。老年营养保健的宗旨：个人做到"成功衰老"，社会实现健康老龄化。

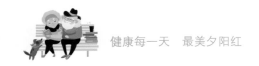

四、老年人健康生活需要哪些基本功能?

生活是指生存、活着,指人类为了生存和发展而采取的各种行为,即人类为维持生命所需要的所有日常活动和经历的总和。

1. 生活行为

人一天的主要生活行为包括六个方面。

(1)**吃**:摄入固体或半固体食物的行为,一日三餐吃主食、肉、蛋、蔬菜、水果、坚果等。

(2)**喝/吸**:摄入液体食物的行为,包括喝水、喝奶、喝酒等;摄入气体的行为,如吸空气。

(3)**排**:排泄行为,包括排大便、排小便、排汗、排气。

(4)**动**:身体主动活动行为,包括步行、骑车、游泳、做家务、参加社会活动等。

(5)**睡**:睡是人类恢复精神和解除疲劳的一种生理现象,是每天不可缺少的生活行为。按时段可分为夜睡、午睡、打盹。

(6)**乐**:老有所为,学习取乐;志愿服务,助人为乐;抚育子孙,天伦之乐;琴棋书画、唱歌跳舞,消遣娱乐等。

2. 生活行为要求

老年人健康生活的要求：吃得好、喝得爽、排得畅、走得快、睡得香、乐得欢。老年人生活行为的基本要求：吃得进、喝得下、排得出、走得动、睡得着、想得开。老年人吃不进、喝不下、排不出、走不动或出不了门、睡不着、下不了床，抑郁、暴躁或性格改变，这些都是危险的生命信号，是身体功能急剧下降的表现。

3. 身体功能需求

为了维持老年人健康生活的基本需要，必须维持心、脑、肺、肝、肾等重要器官的功能，维持体力、智力、视力、听力和免疫力，预防高血压、糖尿病、痛风、癌症、痴呆、骨质疏松等慢性病，消除肌肉衰减、身体虚弱、营养不良等常见的健康问题。

4. 日常生活行为中的危险因素

尽量减少日常不健康的生活行为，尽量消除发生疾病的危险因素，是防治以上老年人慢性病的关键。

WHO在"全球健康危险性"的报告中指出，因喝酒、吸烟、高血压、高体质指数、高胆固醇、高血糖、少吃蔬菜水果、少动八个危险因素导致死亡的人数占患心血管疾病死亡人数的61%，占患缺血性心脏病死亡人数的75%以上，是全球引起死亡的主要原因。尽管这些主要危险因素常见于高收入国家，但是全球有84%以上的疾病负担在低、中收入国家。

WHO在2016年《中国老龄化与健康国家评估报告》中指出，老年人行动能力、视力、听力、认知功能受损及尿失禁，比慢性病的患病率更高，且更为常见。中国80%以上老年人的死亡归因于饮食风险（营养过剩或营养不良）、高血压、吸烟、高空腹血糖、空气重度污染（室内及室外）和缺乏锻炼。60岁及以上老年人中，超过50%的死亡归因于饮食风险和高血压。

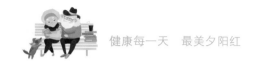
五、《健康每一天　最美夕阳红》有哪些基本理念和内容？

1. **基本思路**

本书以2017年"国民营养计划"为指引，以《中国居民膳食指南（2016）》为核心，紧跟大健康、大营养的发展趋势，围绕老年人的健康需求，倡导"老年人健康每一天"（healthy every day for the elderly，HEDE）理念，并将其融入一天"吃、喝、排、动、睡、乐"等主要生活行为中，介绍国内外新理念、新技术，重点维持和发挥老年人健康生活所需要的基本功能，引导老年人踏着健康老龄化轨迹过好每一天，将最美夕阳红挥洒人间。

2. **基本理念**

（1）抓紧今天。 人生都有昨天、今天和明天，但能把握住的只有今天。一个老年人如果能紧紧抓住今天，放下而不是抱怨或沉浸于昨天，规划而不是等待明天，他就能沿着"成功衰老"的轨迹走下去。

老年朋友们，每天请回答以下几个问题：今天过得好吗？心情好吗？吃得好吗？喝得好吗？"二便"通畅吗？出门（运动或办事）了吗？睡好觉了吗？如果今天都做到了，明天就继续维持下去；如果没有做到，第二天则要采取措施努力做到。每一天或绝大多数时间都做到了，身体健康了，"成功衰老"也就是水到渠成的事了。

这里献给老年朋友们一首"今日歌"：

今日变昨日，

今日不会多。

我生惜今日，

健康不蹉跎。

今天活着最珍贵，今天总是我们往后生活中最年轻的一天。抓住今天，活好当下，活出质量，活出精彩！只有抓住今天，健康地度过每一天，才有能力收获我们辛苦劳动的果实，享受属于我们自己的健康幸福生活。

（2）抓住平衡。身体健康是指生命处于动态平衡的状态，也意味着在将来一段时间里可能会继续生存下去。这里特别提醒老年朋友，当每天选择各种生活行为时，建议用以下平衡观点来思考分析：

1）饮食平衡：营养素的摄入和排出，动物性食物和植物性食物之间的比例，宏量元素与微量元素之间的比例；各种营养素的比例，营养素摄入与生理需求、食物需求与供给、食物营养与安全、食物口味与健康等之间的平衡关系。比如，选用食物时，应以营养、安全为首要考虑条件，而不是首先考虑好吃、便宜；选择饮食模式时，应是植物性食物为主的平衡膳食，而不是全素食或主吃荤食。

2）吃动平衡：能量摄入与能量消耗之间的平衡（图1-5-1），能量来源于食物的摄入量及其相互比例；食物摄入、运动与体重平衡，耐力运动与柔软运动、有氧运动、抗阻力运动、柔韧运动之间，户外与室内运动之间的平衡等。当一个老年人能量摄入（过多吃肉、饭，过少吃蔬菜、水果，使能量摄入超过膳食标准）大于能量消耗（少动、不动）时，就容易发生肥胖；反之，则容易消瘦。

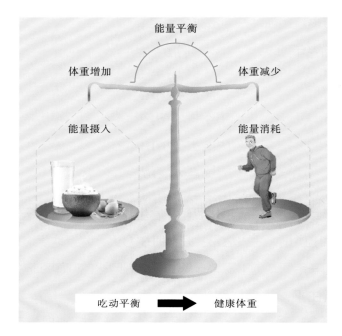

图1-5-1　吃动平衡，健康体重

3）心态平衡：自身能力和生活目标，物质需求与生活享受，认知能力与行为，喜、怒、哀、乐的控制与平衡等。比如，自身能力不足而生活要求过高的人在心理上很难得到满足，认知能力差的人很难正确地选择目标，且容易上当受骗，乐极生悲、怒伤身心则是常有的事。活了110岁的著名营养生物化学家郑集教授总结了"健康十诀"，其中乐观是十诀之首，要争取做到心平气和、笑口常开。

4）动静平衡：脑力活动与体力活动、动态活动与静态活动、白天活动与夜晚睡觉、职业活动与娱乐活动、出汗活动与非出汗活动等之间也要维持平衡。

5）入出平衡：摄入与排泄的平衡，即食物（膳食纤维）摄入量与排出（大便）量的平衡，水摄入量与排尿量之间的平衡。比如，食物摄入量过少，膳食纤维摄入量过少，就容易发生便秘；水摄入量过少，尿液变黄，就会口渴，甚至脱水。

老年人经济收入一般比较固定，但在吃、穿、住、玩，以及在健康、教育、文化方面的支出差异往往很大。除经济上的收支平衡外，还必须考虑身体体力和消耗的平衡，老年人不能体力透支过多，要有足够的精力储备，以应付随时可能发生的应激事件。

6）内外平衡：个人内在能力与家庭、社会环境之间的平衡协调，身体健康与美食、美景、舒适生活享受之间的平衡，饮食与饮食环境的平衡，运动与运动环境的匹配等。人体外表可以看见的有皮肤、头发、眼睛、鼻、口、牙、体型、行为等，如何使外表美与内在健康美一致、外在行为美与内在灵魂美一致，也是我们日常生活中经常遇到的问题。

一个智慧的人能够将人与环境的关系处理得恰到好处，总会在矛盾的双方之间找到一个合适的平衡点以较好地适应环境，使自己生活工作更轻松和快乐。

（3）遵循生物钟规律。2017年10月，获得了诺贝尔生理学或医学奖的三位科学家揭示了生物钟与基因有关的运行机制，使人们对每天的生活方式尤为关注。人一天的生活行为（如饮食、睡眠）、生命特征（如体温、血压、基因、激素、酶活性和所有新陈代谢活动）均按照自己的生物钟节律不断变化调节，使其与地球一天24小时自转保持同步，这是生物在长期进化过程中适应自然环境的结果。人类就这样每天日出而作，日落而息，在地球上生活了五千多年。

如果我们尊重自然界阴阳消长规律，顺应身体的生物钟节律，养成良好的饮食、睡眠、活动等日常生活习惯，身体就能被调节到最佳状态；如果起居无常、饮食任性、缺乏运动、经常熬夜等，身体状态不能与生物钟节律同步，则会产生高血压、冠心病等心脑血管疾病，以及糖尿病、痛风、肥胖等代谢性疾病和癌症等。

人的生物钟紊乱会引发很多问题，最常见的就是三餐不规律、倒时差、熬夜。不少熬夜的人的吃饭时间并不是身体消化食物最适宜的时间；而胃已经准备好消化食物时，由于各种原因却吃不上饭。工作完了可以睡觉时，不是体内生物钟希望的睡觉时间，想睡觉但睡不着；而工作时需要清醒的头脑，身体却疲惫不堪、瞌睡连天，以至严重影响工作。在大脑和眼睛希望处于黑暗、安静的环境中睡觉时，它们却处于有光线或充满噪声的环境中；有了睡觉的好环境，但体内的生物钟不能让他入睡。这些人的生活行为与体内的生物钟总是错位，长期的身体压力会降低机体抵御疾病的能力，生物钟紊乱的结果就是疾病发生甚至英年早逝。

（4）整体观点。人是一个整体，由系统、器官、组织、细胞、分子组成。健康人要维持各器官正常功能，使整个身体代谢有条不紊地进行，维持机体和谐稳定状态，保证人体正常进行生命活动和生活活动；病人不能头痛医头、脚痛医脚，要注意患病部位与整体调养、对症治疗与病因治疗，以及治疗疾病与预防疾病的关系。

人不是一个单独的个体，人要生活离不开食物、空气和水，人人都期望得到安全的好食品、好空气和水，同时，人也离不开家庭、自然和社会环境。因此要促进健康老龄化，需要预防医学、临床医学、食品科学、社会科学等多领域、多学科、多行业协调合作，顾全大局，合作共赢，才能完成健康老龄化这样一项伟大的事业。

3. 主要内容

本书有"开篇""健康每一天""生活实践篇"和"寄语"四部分，书末有附录和参考资料。其中第二、三部分是本书的主要部分。

在第二部分中，按照六个主要生活行为有五条建议，并对老年人日常生活中常见的72个问题分别进行解读，重点告诉老年人如何逐渐纠正不良生活习惯，如何减少或消除疾病发生的危险因素，如何维持和发挥身体功能，做到"成功衰老"。

第三部分，即生活实践篇。在该部分，用表、图、文字的形式描述了老年人一天生活中的健康实践问题。比如，老年人"健康每一天"安排建议及其生物钟图，适合老年人吃的食谱、喝的自制饮料、做的锻炼动作、玩的小游戏等，还有阅读食物标签要点，辨认正常大、小便要点，健康每一天自评表等。这部分内容丰富、简便实用、图文并茂，值得一读。

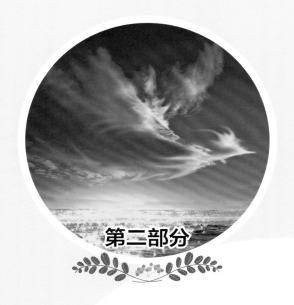

第二部分

健康每一天

一、"吃"：平衡膳食，健康保障

【提要】

随着经济发展，我国居民疾病谱向慢性病改变，这一变化与国人的生活、饮食习惯密切相关。平衡膳食是合理营养的基础，合理营养是健康的根本保障。老年人随着年龄增长，咀嚼、消化、吸收功能降低，再加上慢性病的影响及药物的副作用，更加需要强调平衡膳食。

本部分主要介绍《中国居民膳食指南（2016）》的总原则，告诫老年人要按照"6+4"的核心推荐指导自己的饮食行为，每天必须吃谷薯类、粗粮，深色蔬菜水果，蛋、奶、肉；大豆、坚果等食物；用自己伸手可见的拳头来粗略估计一天各类食物的摄入量；用十个"一点儿"来逐步改善老年人的饮食习惯；培养合理烹调、合理用餐的好习惯。

牙齿不好、严格素食，以及有"三高"等疾病的老年人更应遵循上述膳食原则，并结合其身体状况与饮食习惯等，在专业人员的指导下制备、搭配食物及选择营养措施，做到平衡膳食、促进健康。

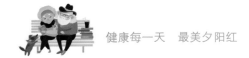
【建议】

◎ 要知道：每天必须吃谷薯类、粗粮、深色蔬果、蛋、奶、肉、大豆、坚果。

◎ "十个拳头"：1拳头肉蛋，2拳头奶豆，2拳头谷薯，5拳头蔬果。

◎ 合理烹调：多用炒、焯、蒸、炖、煮、烩，少用煎、炸、烧、烤、卤、熏。

◎ 餐次安排：合理安排三餐，适当加餐。

◎ 合理用餐：按需选购备餐，少吃剩菜剩饭，公勺公筷用餐，保证食品安全。

【解读】

1. 老年人平衡膳食总原则"6+4"是指什么？

老年人平衡膳食总原则"6+4"是指《中国居民膳食指南（2016）》中一般人群膳食指南的"六条核心推荐"和其中的"中国老年人膳食指南"中的"四条关键推荐"，详见本书附录一。

2. 老年人每天必须吃哪些食物？

每种食物所含营养素的种类、含量、比例不同，每天必须要吃多种食物才能达到平衡膳食的要求。能为身体提供必需营养素、在正常食量下安全有益的食物，必须每天吃，要优先吃、吃够，而某些食物（比如甜食、油炸及烟熏食品等）也能提供部分营养素，但经常过多摄入可能会增加老年人患病的风险，这样的食物就要适量吃或者少吃。

建议老年人每天应至少摄入12种及以上的食物：每天不仅要吃米/面，还要吃粗粮（如小米、玉米、燕麦、荞麦等）、杂豆（如红豆、绿豆、雪豆、蚕豆等）和薯类（如红薯、马铃薯、山药等）；不仅要吃蔬菜、水果，还强调深颜色蔬菜水果占其一半以上；不仅要适量吃鱼肉、禽肉、畜肉，还要强调一日一蛋、一杯奶；不仅要吃大豆（如黄豆、黑豆、青豆），还要吃些坚果。

每一类食物都有其营养特点。谷薯类（含杂粮及杂豆）可提供大量碳水化合物及B族维生素和矿物质，是机体获取能量的重要食物来源；蛋、奶、肉类及大豆类可提供消化吸收率高的优质蛋白，以及人体必需氨基酸、必需脂肪酸、矿物质和水溶性维生素；蔬菜水果可提供多种水溶性维生素、矿物质、膳食纤维及植物化合物。主要营养素及其食物来源详见本书附录二。

3. 为什么强调吃深色蔬菜水果？

不同颜色的水果与蔬菜含有不同的营养素和植物化合物，选择不同颜色的蔬菜水果是实现食物多样化的简便措施。蔬菜根据颜色深浅可分为深色蔬菜和浅色蔬菜，因深色蔬菜含有更多的营养素、抗氧化成分和植物化合物，所以深色蔬菜的营养价值一般优于浅色蔬菜。深色蔬菜水果富含多种营养素和植物化合物，如叶绿素、叶黄素、β–胡萝卜素、番茄红素、花青素、有机酸、芳香物质和抗氧化成分等，它们赋予蔬菜

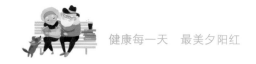
水果特殊的色彩、风味和香气，有促进食欲的作用，并呈现特殊的生理活性。

深色蔬菜指深绿色、红色、橘红色、紫红色蔬菜，比如深绿色蔬菜有菠菜、西兰花、油菜、冬寒菜、芹菜叶、蕹菜（空心菜）、莴笋叶、芥菜、西洋菜、小葱、茼蒿、韭菜、萝卜缨等，常见的红色、橘红色蔬菜有西红柿、胡萝卜、南瓜、红辣椒等，常见的紫红色蔬菜有红苋菜、紫甘蓝、茄子、洋葱。常见的深色水果有西瓜、草莓、蓝莓、桑葚、葡萄、杧果、苹果、车厘子、红枣、桃子、火龙果、山楂等。

《中国居民膳食指南（2016）》指出：应餐餐有蔬菜，每天保证摄入300～500 g蔬菜，且深色蔬菜应占50％以上；天天有水果，每天吃水果200~350 g。也就是说，深色的蔬菜水果和浅色的蔬菜（如冬瓜、苦瓜、白萝卜、花菜等）水果（梨、白兰瓜等）都要食用，同时应增加深色的谷类和薯类食物，保证摄入更加全面的营养素。

4. **如何用"十个拳头"来估计老年人的食物摄入量？**

如何估计每天吃了多少食物，是否吃够了量？这里给大家介绍一个十分简单的方法，即用自己的拳头来粗略估计每日的食物摄入量。每日食用：

◆ 不超过1个拳头的肉类（包括鱼、虾、贝、禽、蛋、瘦肉）；

◆ 相当于2个拳头的谷类（各种主食，包括粗粮、杂豆和薯类）；

◆ 要保证2个拳头大小的奶和大豆（包括奶、大豆及其制品、坚果）；

◆ 不少于2个拳头大小的水果和3个拳头大小的蔬菜；

◆ 肉：粮：奶豆：蔬果=1：2：2：5（以重量比计）。

若还记不住，没关系，下面的顺口溜来帮你！

◆1拳肉蛋不超过，红肉食品别太多；

◆2拳谷薯必须有，粗粮杂豆不能少；

◆2拳牛奶和大豆，坚固牙齿壮骨骼；

◆5拳果蔬天天吃，补充营养保健康。

注意："1拳"指一个拳头大小的食物，为150～200 g食物，以可食部分计算。

5. 如何用十个"一点儿"来逐步改善老年人的饮食习惯？

（1）十个"一点儿"。用十个"一点儿"来改善老年人的饮食习惯：①品种多一点。选择多个类别、多个品种的食物，有利于达到平衡膳食。②数量少一点。每种食物少一点，可多吃几种食物；每餐少吃几口，更适合老年人的胃肠功能。③粗粮多一点。在主食中少吃白米白面，有一半的粗粮、薯类，可提供较多的膳食纤维、维生素和矿物质，有利于控制体重和预防2型糖尿病等慢性病。④剩菜少一点。按人配餐，当餐尽量吃完；尽量少剩菜剩饭，公勺公筷用餐；剩余饭菜应放冰箱冷藏，尽早食用，临用前彻底加热。⑤颜色深一点。注意选择深色蔬菜、水果、谷类（紫米、黑米）、豆类（红豆、黑豆）、薯类（紫薯、红薯），有利于维护眼健康和增强免疫功能。⑥口味淡一点。培养清淡、少盐少油的饮食习惯。⑦饭菜软一点。适合牙不好的老年人。⑧吃得慢一点。细嚼慢咽，用餐时间长一点，有利于消化吸收。⑨早餐好一点。早餐后要完成一天的工作或处理事情，体能、智能消耗多，早餐应吃好，尤其应保证主食的食用量。⑩晚餐少一点。老年人晚餐后活动量一般较少，如果晚餐多吃，容易长胖。

（2）强调十个"一点儿"的理由。这十个"一点儿"是针对老年人原有不良饮食习惯所提出的措施，告诉他们以前长期形成的不良饮食顽习是慢性病的危险因素，坚持一点一点地改变，逐步改善，养成合理的饮食习惯，以便从"根"上预防和控制肥胖、心血管疾病、癌症等因不良生活方式导致的疾病。

6. 老年人需要适当加餐吗？

一些老年人正餐摄入量有限，可考虑适当加餐。加餐要注意以下四点：

（1）**餐次**。食欲及吞咽咀嚼功能尚可的老年人，每日可选择三次正餐和0~1次加餐；对于食欲较差、食物摄入量减少、有咀嚼吞咽功能障碍的老年人，每日可选择三次正餐和2~3次加餐。通过少食多餐，增加全天营养素摄入量。

（2）**食物种类和用量**。正餐应选择含优质蛋白质的食物，如鸡蛋、奶制品、瘦肉、大豆及其制品，烹调方式应适合其牙齿咀嚼和胃肠消化功能。每日所需能量要合理分配到各餐次中，一般早餐占人体一天所需能量的25%~30%，午餐占30%~40%，晚餐占25%~30%，加餐占5%~10%。

（3）**加餐时间**。可选择上午、下午各一次，详见表2-1-1。

表2-1-1　加餐安排举例

时间	食物	重量（g）
10：00左右	苹果/雪梨/水蜜桃/杏	100
	柑橘/柚子/猕猴桃	100
	花生/核桃/杏仁/开心果	15
16：00左右	酸奶	150

（4）**正餐要吃好。**请参照本书第三部分的"一日三餐膳食安排简表"，首先保证吃好一日三餐。

7.　老年人如何控制食盐摄入量？

（1）**食盐与健康。**盐为百味之首，绝大多数菜肴都离不开它，但我国居民的饮食习惯中，盐摄入量过高。2012年，中国居民营养与健康监测结果显示，我国城乡居民每人平均每日摄入10.5 g盐，远高于膳食指南中的每日推荐量。而高盐的饮食习惯被多数研究认为是高血压、脑卒中的独立危险因素之一，摄入高盐食物可能增加心血管疾病、2型糖尿病、直肠癌、哮喘的发病风险。随着年龄增长，这些慢性病的患病率增加，60岁及以上或有家族性高血压的人，其血压对食盐摄入量的反应更为敏感。研究表明，减少食盐摄入量，养成清淡少盐的饮食习惯能有效降低血压、预防心血管疾病和脑卒中等相关疾病。

（2）**低钠盐。**所谓低钠盐，就是以加碘食盐为基础，再添加一定量的氯化钾、硫酸镁等微量元素制成的盐。与普通钠盐相比，低钠盐含钠低（含氯化钠70％左右），富含钾（含氯化钾30％左右），其实就是减钠加钾盐。选取低钠盐代替食盐，可以防止高食盐摄入引起的血压升高，对轻型高血压更具有明显的降压作用。一方面，钾可抑制肾小管对钠的吸收，促进钠从尿液中排出，使血容量降低，血压下降；另一方面，钾还可以对抗钠的升压和对血管的损伤作用。食用低钠盐可改善体内钠离子和钾离子的平衡状态，有助于人体内钠钾平衡，降低患高血压、心血管疾病的风险。

注意肾脏病病人应该采用低钠饮食，但由于不能有效排出较多的钾，故不可用低钠盐；甲状腺功能亢进者应用无碘盐，也不要用低钠盐。

（3）**食盐每日推荐摄入量。**《中国居民膳食指南（2016）》中推荐成人每日食盐的摄入量应不超过6 g。大多数人都不知道6 g的量具体是多少，只知道盐味少了，菜就没味道，继续加，直到有咸味为止。殊不知老年人味觉功能降低，当感觉到有咸味时，往往摄盐过多。摄入过量的盐，不利于健康。菜咸了，老感觉口渴想喝水。特别是晚饭，喝多了水会增加起夜次数，还会影响睡眠。

（4）6 g食盐量估计方法。①一个普通啤酒瓶盖，装满一平盖，即相当于5~6 g盐；②用限量小盐勺；③一颗花生米大小的盐大约是1 g。

（5）减少食盐用量方法。①学会量化：使用控盐勺，培养清淡口味，逐渐做到量化用盐。②学会替代：可加入食醋、柠檬汁等增加菜的鲜味，以酸代咸，代替部分食盐。烹调时可用天然调料调整口味，如花椒、八角、葱、姜、蒜等。③合理烹调：推迟放盐的时间，待炒菜起锅时再放；烹饪方法尽量采用蒸、煮、炖。④少吃咸食：注意少吃酱肉、卤肉、熏肉等，以及榨菜、腌菜、咸鱼、咸蛋等腌渍食品。⑤少用调料：应特别注意的是，酱油、味精、豆瓣酱等调料也含有较多的钠盐，一般20 ml酱油或20 g豆瓣酱含3~4 g盐，1 g纯味精含钠0.123 g，相当于食盐0.31 g，一般市售味精的含盐量为20%~25%。

8. 老年人要吃好需要过好哪"五道关"？

每个人都无法逃避衰老，直到有一天，吃饭这件"小事"也会变成"难事"。那么老年人吃好需要过哪五关呢？

（1）第一关，食欲低。随着人体衰老，舌乳头上的味蕾数量会逐渐减少，导致味觉和食欲降低。于是一些老年人为了满足食欲，贪吃重口味食品，久而久之，使血压居高不下；而另一些老年人选择不想吃就少吃或不吃，导致自身抵抗力越来越差。

支招：

①增加天然调料，如加葱、姜、蒜、花椒、青椒等，既调味刺激食欲，又减少食盐用量；②使用能刺激食欲的食品，如酸梅汤、肉末泡豇豆、酸菜鱼等；③经常变换食物花色品种也能刺激食欲，每天坚持做舌头运动（比如，用力伸舌、转动等），有利于维持味蕾数量；④吃符合老年人口味的食品。

想方设法尽量保证食物摄入量，即使明知老年人喜欢的重口味食品对健康不好，在食欲差时也要以"合口味、能吃进"为原则，待身体情况变好后再慢慢说服老年人改善不良饮食习惯。

（2）第二关，心态差。不少老年人"小气"或有"怪脾气"，常因一些不良饮食行为和家庭琐事生闷气、吵架，或因患病和意外事故出现紧张、孤独、忧郁、愤怒等不良情绪，以致对食物不感兴趣，饱一顿、饥一顿、缺一顿，甚至变为常态，长此下去，疾病缠身，使情绪处于恶性循环状态。

支招：

①老年人要心态好、想得开，对待一日三餐绝不能应付了事，更不能拒食、绝食。任何时候不为任何小事而伤感，不为世事变迁而动容。②摒弃不出门和懒散的坏习惯，持积极乐观的生活态度，多参加兴趣活动，积极与人交流，诱导愉快情绪。③作为子女，应多陪老年人进餐，在饭桌上了解老年人胃口好坏以及最近的食物摄入量，这是判断老年人健康情况的重要指标。④出现急事和大事，学会坚强、沉着冷静，善于分析思考和解决问题，而不是不吃不喝，消极以待。

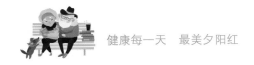

（3）第三关，**咬不动**。老年人因牙龈萎缩、牙周炎和龋齿等，常出现牙齿松动、脱落，严重影响咀嚼能力。眼看美食摆在面前，却咬不动、嚼不烂，怎么办？

> **支招：**
>
> 　　除了及时去看牙医，还要把食物做得细软。具体做法：①将食物切小、切碎，煮久一点；②肉食做成肉丝、肉片、肉糜；③坚果、杂粮等坚硬食物可碾碎成粉；④采用炖、煮、蒸、烩或捣碎等方式，做成炖肉、玉米糕、肉丸子、芝麻糊、软饭、稠粥、饺子、馒头、果酱、果浆、果汁、碎菜等容易咀嚼的食物。

值得提醒的是，等到牙齿咬不动了才来护牙就晚了。为了我们年老时有一口好牙，应从小学会正确护牙，餐后刷牙，定期检查，防治牙病。

（4）第四关，**吞不下**。比较衰弱的高龄老年人，唾液腺可发生明显萎缩，唾液分泌减少，唾液变得稀薄，淀粉酶、溶菌酶含量降低，加之与吞咽相关的肌肉萎缩，使老年人容易出现嘴发干、吞不进、呛咳、吞咽障碍等现象。吞咽障碍广泛存在于老年人中，但多数老年人并未意识到这是衰老的表现。

> **支招：**
>
> 　　①足量饮水有利于唾液分泌，每天饮水1500~1700 ml；②不爱喝水的老年人可吃粥类、汤羹等食物，吃饼干、面包、干饭时，可准备牛奶、汤水食用；③细嚼慢咽，吃酸萝卜、泡黄瓜等酸味食物，可刺激唾液分泌；④先吃湿润的食物，避免粗糙干燥的食物对咽部的刺激；⑤喝水分两步，先含在嘴里，再慢慢吞下；⑥预防肌

肉萎缩，提高吞咽相关肌肉的力量，包括每天做闭嘴用唾液漱口、大口吞咽动作，有利于维持吞咽功能，避免呛咳；⑦如有吞咽障碍（咀嚼不充分、呛咳等），应请专业医师进行评估，并在营养师指导下调整食物质地，制订营养方案；⑧多选择细软、易咀嚼消化的食物，增加全天的营养素摄入。

具体食物选择、制作参见表2-1-2。

表2-1-2 吞咽障碍老年人膳食安排建议

膳食分类	适合人群	适宜食物	不宜食物
软食	有轻度咀嚼障碍的老年人	蒸、煮、烤、软、烂的米/面食物及其制品； 易煮软的叶菜、薯芋、茄果类； 质地松软的新鲜水果； 去刺和骨的鱼虾畜禽肉类； 碎软的坚果和豆类及其制品； 各类乳制品。	煎、炸、烤的食物； 坚硬、圆形及黏性大、易引起吞咽窒息危险的食物； 富含粗纤维的蔬菜； 带骨带刺的动物性食物； 未经碎软的豆类和坚果。
半流质	有中度咀嚼障碍或轻度吞咽困难的老年人	蒸、煮、烤、松、软的半固体米/面品及制品； 易煮软的叶菜、薯芋、茄果类； 柔软、切碎的食物； 颗粒小于0.6 cm³的水果； 去刺、去骨、切碎的鱼虾及肉、蛋类； 各类乳制品。	同软食。
糊状软食	有明显吞咽障碍的老年人	各类食物蒸煮后，经机械粉碎加工成泥状； 质地细腻均匀，稠度适中； 不易松散、不分层、不粘牙、能在勺子上保持形状。	有颗粒的米面食物和制品，未经粉碎的鱼虾肉蛋类、蔬菜、水果、豆类及制品，以及含果粒的酸奶。

（引自：《中国居民膳食指南（2016）》，p248）

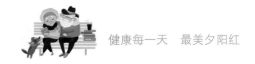

（5）第五关：**肚子胀**。随着年龄增加，胃黏膜变薄，肠壁肌肉衰减，造成胃肠蠕动缓慢、无力；同时，胃液分泌减少，且胃酸度下降，导致消化功能减退。因此，很多老年人在饭后容易打嗝，出现消化不良和便秘的症状。

> **支招：**
>
> ①消化吸收不好的老年人宜"少量多餐"，增加餐次，吃点零食（如苏打饼干、蛋糕、酸奶等）；②避免生气，保持心情舒畅；③吃多了一点或感觉腹胀时要去户外活动，全身运动加上每天腹部按摩能加强胃肠蠕动，加快局部血液循环，促进消化腺分泌，有利于食物消化吸收；④每天上下跳动或踮脚100次，有利于胃肠排出废气，减轻腹胀；⑤常吃香蕉、苹果、红薯、芝麻油等食物，预防便秘和腹胀。

老年人能过好上述"五道关"，既能品尝美食、享受人生，又能延缓衰老、过好晚年。

9. 牙口不好的老年人怎么吃？

随着年龄的增长，老年人的牙齿容易松动、缺损。很多食物想吃却不敢吃，害怕食物太硬导致牙齿松动甚至崩落。营养师与老年人进行交流时，经常会听到这样一句话："瘦肉、蔬菜咬都咬不动，没法吃！"难道老年人牙口不好就一定吃不好了吗？当然不是！下面告诉大家怎样让牙口不好的老年人也能吃上营养均衡的饭菜。

（1）**主食**。蒸米饭时需适当多放些水，以保证米饭松软。如做面食应以发面类食品为主，如馒头、花卷、蒸饼等，尽量少选择烙饼、烧饼等，这类面食不好咀嚼。此外，可吃些粥类和汤面，如南瓜粥、豆粥、红薯粥，以及面片汤、龙须面等。

（2）**蔬菜**。老年人每日蔬菜的推荐量为400~500 g。牙口不好的老年人可多选择瓜茄和细嫩的叶类蔬菜，如茄子、冬瓜、丝瓜、西红柿、大白菜心、油菜心、圆白菜心等。咬不动的绿色叶菜可切成碎末放入粥中，胡萝卜和土豆等可切成碎丁后采用蒸或炒的方式进行烹调。豆类及其制品可选择较软的豆腐、豆腐脑、豆腐皮等，尽量少选择整粒的大豆。坚果大多比较硬，若牙口不好可吃芝麻糊、核桃粉或花生酱等。

（3）**肉类**。若咬不动瘦肉，可选择一些不带筋的，如里脊肉等，用肉锤轻轻锤打后再加入少许芡粉，可改变瘦肉的口感。肉食中，鱼虾类和禽类的肉较猪肉、牛肉更为细嫩，更好消化吸收，故牙口不好的老年人可多选用鸡胸肉炒菜或多吃些蒸鱼和较柔软的海产品。另外，可选择将肉类做成丸子或采用炖的方式让肉类更软烂，还可将肉泥与粥一起熬。

（4）**水果**。孩子看望老年人时常会买一些水果，但不少老年人觉得硌牙不敢吃。其实，成熟的香蕉、猕猴桃、草莓、葡萄等较软的水果，老年人是可以吃的。苹果可以选软一点的，切开后拿小勺刮成苹果泥吃，实在不行可榨汁或煮烂食用，原则是尽可能多吃些水果。

（5）**注意保护牙齿**。牙不好的老年人一定要及时就医，及时补牙、镶牙，同时用以上方法吃好各类食物，保证机体抵抗力；牙齿好的老年人要注意口腔卫生，有意识地吃些有一定硬度的食物，尽量维持牙齿的咀嚼功能。

10. **完全"吃素"的老年人该注意什么？**

素食包括全素食和蛋奶素食。全素食者不食用任何来自动物的食物，包括动物油、动物蛋白。而蛋奶素食者则在严格素食的基础上可进食蜂蜜、蛋类以及奶类。选择素食的原因多种多样，有些是宗教信仰，有些则是对动物及环境的保护，而老年人多是因为消化咀嚼功能退化，误认为食用肉类与很多慢性病的发生有关。

素食者除了不吃动物制品外，其余的膳食结构跟普通人群的一样。美国膳食学会对素食者建议，和肉食者相比，素食者需要注意摄入的营养素包括蛋白质、n−3多不饱和脂肪酸、铁、锌、碘、钙、维生素D和维生素B_{12}。因缺乏肉类制品，大豆及其制品的摄入应相对增加至每日50~80 g。如是蛋奶素食者，大豆制品可相对减少25~60 g，同时选用5~10 g发酵豆制品，如腐乳、豆豉、豆瓣酱、酱油、酸豆浆、臭豆腐等。因发酵过程会产生少量的维生素B_{12}，可补充缺乏的维生素。

老年人消化功能相对较弱，可多选择加工后的豆制品，如豆浆、豆腐、豆干、豆腐皮等，豆制品经过加工消化率可由65％增加至80％以上。其次，应增加菌菇海藻和新鲜的蔬菜水果的摄入。因海藻类食物含有丰富的n−3多不饱和脂肪酸、矿物质及微量元素，可作为素食人群中n−3多不饱和脂肪酸的来源之一。蘑菇类不仅含有益于人体的植物化合物，也含有少量蛋白质、菌多糖，以及丰富的维生素与矿物质，可作为素食人群维生素B_{12}、铁和锌的重要食物来源。

虽然蔬菜水果中所含的钾十分丰富，绿叶蔬菜中的镁元素充足，豆制品中的钙元素较为丰富，这些都有助于减少骨钙的流失，但素食者并非人人都能摄取足够的豆制品和绿叶菜，同时，很多素食者的维生素D和蛋白质的摄入量也不足。所以，严格素食者在有些情况下需要使用营养补充剂或者营养强化食品，可以适当服用维生素B_{12}、钙片、含有铁和维生素C的复合营养素，以及含有n−3多不饱和脂肪酸的亚麻籽油，以弥补不吃鱼、肉、蛋、奶食物造成的不足，并多做室外活动，接触阳光促进体内维生素D的合成。

11. "三高"老年人如何吃好？

什么是"三高"？实质上就是指高血压、高血脂和高血糖。其患病率都随着年龄的增长呈上升趋势，所以也被称为"老年病"。其发病有许多共同的特点，其中主要与生活方式，尤其是与饮食有密切的关系。"三高"的饮食原则也有很多相同之处。

（1）高血压。在平衡膳食的基础上，采用低钠高钾膳食，因为高钠、低钾的饮食方式是我国绝大多数高血压患者的发病原因之一。《中国居民膳食指南（2016）》中对健康人食盐的推荐摄入量为不超过6 g/d。对高血压患者根据病情的严重程度建议给予不同程度的限钠饮食，限钠主要是限盐，中国营养学会推荐预防非传染性慢性病的建议摄入量（PI-NCD）钾为3600 mg/d，钠为2000 mg/d（相当于NaCl 5 g/d）。

（2）高血脂。高血脂的老年患者需要确定是哪种血脂的升高。若胆固醇升高，则少吃猪肝、牛肚、脑花等内脏类食物，控制饮食中脂肪的摄入量，增加多不饱和脂肪酸的摄入量。若甘油三酯升高，需控制主食的摄入，减少米饭、单糖及双糖的摄入，因限制总能量可减少内源性甘油三酯的生成。若都升高则应限制脂肪和碳水化合物的摄入，同时控制体重。

（3）高血糖。①严格控制含糖食品，如糖果、巧克力、奶油蛋糕等；②增加粗杂粮和薯类的摄入量，吃杂粮米饭；③少吃白米稀饭，因为稀饭易消化、难定量，餐后血糖很容易升高；④减少烹调油用量，每天不能超过25 g；⑤多吃新鲜的蔬菜，增加膳食纤维的摄入；⑥吃淀粉类蔬菜要扣除相应的主食，如大约吃100 g土豆要扣除25 g米；⑦血糖不稳定的情况下

小贴士

"三高"老年人除了遵照以上膳食原则外，要注意摄入富含膳食纤维、植物甾醇（如粗粮）、植物多糖（如木耳）、n-3多不饱和脂肪酸（如深海鱼）等营养物质的食物，还要注意多运动、少静坐、不熬夜，培养健康的生活习惯。

暂时不要吃水果，待血糖稳定后可在两餐之间加半个拳头大小的水果，注意选择含糖量较低的水果，如柑橘、柚子、苹果、桃子、梨、李子、樱桃等；⑧在同类食物中，尽量选择较低血糖指数的食物（见附录三）。

12. 老年人如何选择保健食品？

（1）**科学对待。**《中华人民共和国食品安全法》明确指出："保健食品系指表明具有特定保健功能的食品，即适宜于特定人群食用，具有调节机体功能，不以治疗为目的的食品。"平衡膳食是合理营养的根本，保健食品只能作为合理营养的辅助和补充，如果主次不分，本末倒置，指望以保健食品延年益寿，必适得其反。在购买保健食品时，要选择正规的商店，如有宣传某产品具有多种保健功效，可以包治百病的，要不就是夸大其词，要不就是骗子，千万不要上当受骗。

（2）**认清标识。**保健食品的标志为天蓝色专用标志，与批准文号上下排列或并列。批准文号分国产和进口两种：

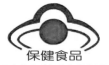

图2-1-1　2003年以前的保健食品标识

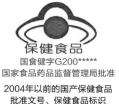

图2-1-2　2004年以后的保健食品标识

2003年以前国家药监局批准的保健食品和进口保健食品批准文号标识如图2-1-1所示。国产保健食品以"卫食健字"开头，进口保健食品以"卫食健进字"开头。

2004年以后，国家药监局批准的保健食品和进口保健食品批准文号标识如图2-1-2所示。国产保健食品以"国食健字G"开头，进口食品以"国食健字J"开头。

此外，还要注意保健食品的含量、配料、功效成分、保健功能、适用人群、生产日期等。

（3）购买。到正规商店购买，以免买到假冒或掺假产品，危害身体健康；不要一次性购买过多，确认有效果后再购买。

（4）食用。不要同时食用多种具有相同功能的保健食品。

13. 患病老年人如何选择特殊医学用途配方食品（FSMP）？

根据《特殊医学用途配方食品通则》（GB 29922—2013）的定义，特殊医学用途配方食品（Food for Special Medical Purposes，FSMP）是指"为了满足进食受限、消化吸收障碍、代谢紊乱或特定疾病状态人群对营养素或膳食的特殊需要，专门加工配制而成的配方食品"。

> **温馨提示**
>
> 上述食品必须在医生或临床营养师指导下，单独食用或与其他食品配合食用。

目前13类特殊医学用途配方食品包括：①糖尿病病人用全营养配方食品；②慢性阻塞性肺疾病（COPD）病人用全营养配方食品；③肾病病人用全营养配方食品；④恶性肿瘤（恶病质状态）病人用全营养配方食品；⑤炎性肠病病人用全营养配方食品；⑥食物蛋白过敏病人用全营养配方食品；⑦难治性癫痫病人用全营养配方食品；⑧肥胖和减脂手术病人用全营养配方食品；⑨肝病病人用全营养配方食品；⑩肌肉衰减综合征病人用全营养配方食品；⑪创伤、感染、手术及其他应激状态病人用全营养配方食品；⑫胃肠吸收障碍、胰腺炎病人用全营养配方食品；⑬脂肪酸代谢异常病人用全营养配方食品。

若老年人因进食困难、消化吸收不好、代谢异常导致能量及营养素摄入不足，体重无法维持在正常水平，应及时就医，并在医生和临床营养师的指导下选择上述特殊医学用途配方食品。

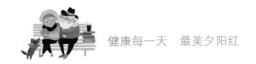
二、"喝"：喝水喝奶，吸好空气

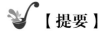

【提要】

前面介绍了摄入固体或半固体食物的相关问题，本部分将介绍摄入液体食物（包括喝水、喝奶、喝酒）和摄入气体（吸空气）的相关问题。

水是生命之源。有食物没有水，生命只能维持数日，但有水而没有食物，生命还能维持数周。老年人要养成主动喝水的好习惯，即使不口渴也要喝水。建议老年人每天喝水1500~1700 ml，最好喝白开水或淡茶水。

牛奶是优质钙和优质蛋白质的重要来源，牛奶中的钙对预防骨质疏松有益，牛奶中的乳清蛋白有利于预防肌肉衰减综合征。老年人要天天喝奶，注意不要空腹喝，最好在进餐时和睡前2小时喝奶，注意选择多种奶及奶制品。

即使老年人在年轻时酒量很好，但到老年喝少量酒也可能醉。老年人如喝酒，应限量，尽量选择好酒、低度酒和果酒，避免空腹喝酒。患有肝炎、肝硬化、食管炎、胃炎、胃溃疡、胰腺炎、高血压、糖尿病的人要忌酒。

新鲜空气和健康关系密切。长期吸入污浊的空气容易引起呼吸道感染，老年人要用鼻呼吸，多做深呼吸，保持室内空气清新，经常开窗通气，重污染天气及雾霾天气减少外出及户外运动，远离吸烟环境，做饭炒菜时开抽油烟机。

🍵【建议】

- ◎ 要知道：每天科学喝水、喝奶，呼吸新鲜空气；忌空腹饮奶、饮酒。
- ◎ 喝水：少量多次，主动喝水，首选温热白开水或淡茶水。
- ◎ 喝奶：每日喝奶和酸奶等奶制品共300 ml，品种选择宜多样。
- ◎ 喝酒：如饮酒，应限量，喝好酒或低度果酒，不劝酒、不醉酒。
- ◎ 吸空气：吸新鲜空气，远离污浊空气、厨房油烟和烟草烟雾。

🥄【解读】

1. 为什么对老年人要强调足量饮水？

水是生命之源。身体主要由水组成，成人体内的含水量占体重的50%~70%，老年人体内的含水量占体重的50%~60%，婴儿可达80%。水作为溶剂参与机体所有新陈代谢，作为载体运输营养物质并排泄废物，通过汗液调节体温，通过体液使身体各种重要生理功能正常运转。在消化、吸收、循环、排泄过程中，人的身体像一台以水为主体的机器不停地运转，不停地进行新陈代谢。即使坐着不动，一个人每天也要消耗2~3 L液体。人体不能缺水，即使轻度脱水，也会明显影响各器官功能。

老年人因为器官功能下降，体液比中青年人少，从而导致老年人的抗热能力较差，如果不经常补充水分，很容易出现生理性缺水及血液黏稠的现象，从而影响血液循环，容易诱发高血压、脑血栓等多种疾病。与此同时，由于老年人肾功能减弱，体液平衡恢复较慢，同时由于口渴感比较迟钝，在环境温度和湿度升高的情况下，水分摄入不足的风险会增加。

健康的机体必须要保持水平衡，每天排出的水量和需要补充的水量相等（表2-2-1）。身体缺水会使体内的血容量下降，产生头昏、记忆力减退、注意力分散、反应迟钝等症状，再加上少尿、少活动、少排汗，会使代谢废物排泄量减少，以致引发泌尿性结石、感染等。在夏季，身体缺水还易引起中暑，出现食欲减退、腹胀、消化不良、便秘等症状，此外还可能使老年人皮肤干燥失去弹性，面容显苍老。

表2-2-1　水平衡

来源	摄入量（ml）	排出途径	排出量（ml）
饮水或饮料	1200	肾脏（尿）	1500
食物	1000	皮肤（蒸发）	500
内生水	300	肺（呼吸）	350
		大肠（粪便）	150
合计	2500	合计	2500

怎样判断身体是否缺水呢？缺水会导致口干舌燥、疲惫、头昏、尿色加深。观察尿液颜色可判断身体缺水程度，此方法简便可靠，因此，老年人便后要留意尿液的颜色（图2-2-1）和性状。科学喝水对于老年人非常重要，每天喝足量的水，是老年人身体健康的重要保证。

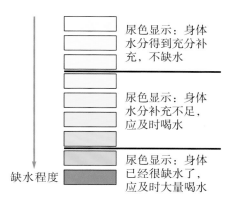

尿色显示：身体
水分得到充分补
充，不缺水

尿色显示：身体
水分补充不足，
应及时喝水

缺水程度　尿色显示：身体
已经很缺水了，
应及时大量喝水

图2-2-1　缺水程度示意图

2. **老年人如何科学喝水？**

（1）饮水量。中国营养学会建议60岁及以上老年人饮水量与成人相同，即男性老年人每天饮水量为1700 ml，女性为1500 ml。如果以一杯水为200 ml计算，老年人一天大约喝8杯水。而每个人每日水的需要量与年龄、体重、气候、活动强度、饮食及饮水习惯有关。一般而言，运动量大或天气炎热时，吃得咸、喝汤少时，喝水量就要相应增多。

（2）饮水种类。人们每日摄入的水来源于饮水及食物水（图2-2-2）。其中，饮水为白开水与饮料用量之和，食物水来自主食、菜、零食和汤，包括食物本身含的水分和烹调过程中加入的水。常见含水分较多

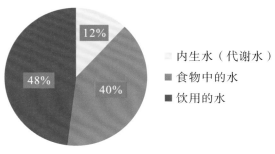

12%

48%　40%

内生水（代谢水）

食物中的水

饮用的水

图2-2-2　水的来源

（≥80%）的食物主要有液态奶、豆浆、蔬菜类、水果类，以及汤类和粥类等。如果通过食物摄入的水分较多，可以适量减少饮用水。

老年人选择饮用水应首选白开水、淡茶水，以及矿物质、维生素含量相对较多的蔬菜汁、果汁等。不推荐大量饮用热量、糖分和脂肪含量高的饮料，尤其是含酒精的饮料。夏天大量出汗会带走体内一部分盐、维生素及钾、镁等，因此，老年人可以适当喝一些菜汤、豆汤、稀粥、菊花茶等进行补充。

（3）饮水时间。起床以后，先空腹喝1杯水，既可有效补充水分，以免晚上生理性失水造成体内水分不足，又可降低血液的黏稠度，加快血液循环，促进粪便、尿液等代谢废物快速排出。上午和下午每隔1~2小时要喝些水，并注意养成喝水的好习惯。临睡前、夜尿后要喝几口水，以降低血液黏稠度，但不要喝太多的水，以免影响睡眠。

尤其在以下时间要记住喝水：晨起空腹时、午睡起床后、晚上睡觉前2小时、运动前后、洗澡或泡温泉（桑拿）后、飞机上或空调房内、高温出汗或干燥的环境里、喝酒和喝咖啡后。

（4）饮水温度。胃不好的老年人喝水时要注意水温，最好喝温开水，可将开水冷却至适口温度再喝，以减少对胃的刺激。喝水、喝茶都不要太烫，长期喝过烫的茶水容易损伤消化道黏膜，增加患食管癌的风险。

（5）避免猛喝暴饮。老年人喝水时速度要慢，应小口小口地喝。一些老年人在体育锻炼或家务劳动后，喜欢大量猛喝开水或其他饮料，这种"急灌式"的喝水方法会突然加重心脏负担，使血液浓度骤然下降，导致心跳过快、心慌、头晕，还会冲淡胃液，影响食欲及胃的消化功能。同时，补水速度过快，水分一时难以被机体组织正常吸收，既不能有效地解渴，还会引起身体大量出汗，增加肾脏负担。

（6）加强喝水意识。老年人要有强烈的喝水意识，应经常主动喝水，外出办事要带上一杯水，不要等到口渴了才喝水。口渴是大脑中枢发出要求补充水分的信号，如果等感到口渴了才喝水，身体已经处于缺水状态。与其他年龄段人群相比，老年人产生口渴的反应更为滞后，更应该定时、定量喝水。

3. 老年人如何选择饮料？

饮料按种类可以分为瓶装水饮料、茶饮料、果汁饮料、蔬菜饮料、含乳饮料、植物蛋白饮料、功能饮料、碳酸饮料等。

（1）**瓶装水饮料。**在不方便饮用白开水时，可以选用瓶装天然矿泉水或纯净水。

（2）**茶饮料。**茶饮料大多含有茶多酚等活性成分，具有一定抗氧化、抗疲劳的作用，是良好的饮料种类，但老年人不宜选用浓茶或高糖类茶饮料。

（3）**果汁饮料。**注意辨识包装上的果汁含量和含糖量（详见本书第三部分），果汁含量高的饮料含有丰富的维生素、类胡萝卜素等物质，具有抗氧化、助消化的作用，含糖量高的饮料不适合"三高"（高血脂、高血压、高血糖）的老年人。

（4）**蔬菜饮料。**蔬菜饮料具有抗氧化、补充膳食纤维等作用，是良好的饮料品种，与水果配合做成果蔬饮料更为理想。

（5）**含乳饮料。**含乳饮料可以补充一定的营养素，但营养价值不如牛奶。

（6）**植物蛋白饮料。**植物蛋白饮料可以提供一定能量和蛋白质。

（7）**功能饮料。**功能饮料由运动饮料、能量饮料和其他类型功能饮料构成，其他类型功能饮料是指强化了维生素、矿物质及含草药成分的饮料。老年人应慎选这一类功能饮料中含高能、高糖或咖啡因的饮料。

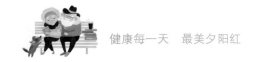

（8）碳酸饮料。碳酸饮料具有良好口感和消暑效果，市场占有率较高。但由于其含二氧化碳，饮用后腹部有胀气感，此外，这一类饮料多为高糖饮料，因此不适合老年人。

适合老年人的自制饮料详见本书第三部分。

4. **为什么喝牛奶对老年人特别重要？**

一是牛奶营养成分齐全、组成比例适宜，其中蛋白质含量为2.7%～3.5%，主要是酪蛋白和乳清蛋白，消化率高达96%，是一种优质蛋白质。二是牛奶中的脂肪含量为3%～5%，主要由短链和中链脂肪酸组成，由于脂肪球直径小，呈高度乳化状态，因此极易被人体吸收。三是在自然界中，乳糖仅存在于哺乳动物的乳汁中，牛奶中的乳糖含量为4.5%～4.8%。因此，牛奶被营养学家称为"接近完善的食品""白色血液"。牛奶既是钙、磷和优质蛋白质的重要来源，也是维生素A、维生素D和维生素B_2的重要来源，是人类不可多得的理想天然食品之一，特别适合老年人群饮用。

目前，世界各国的膳食指南均指出，牛奶是平衡膳食中不可缺少的组成部分。一方面，牛奶的营养价值高，可为人体补充多种营养素，营养全面、吸收好。另一方面，与其他食物相比，牛奶是老年人膳食钙的最佳来源，通过饮牛奶300 ml，可以增加优质钙约300 mg，十分有利于老年人的骨骼健康。此外，牛奶中的维生素D、氨基酸等成分能促进肠道对钙的吸收，可预防机体因缺钙而产生的骨质疏松。因此，饮牛奶对缺钙、容易发生骨质疏松的老年人显得特别重要。

5. **老年人如何科学喝牛奶？**

（1）**养成喝牛奶的好习惯。**每天喝牛奶和酸奶等奶制品共300 ml。

不少老年人空腹喝牛奶后有腹胀、腹泻现象，是乳糖不耐受的表现，这是他们怕喝奶、没有喝奶习惯的重要原因。乳糖不耐受的老年人可参照下一个解读问题，逐渐克服，有意培养喝牛奶的习惯。

（2）饮奶方法。要注意不要空腹饮奶，因为空腹时，牛奶在胃内停留时间短，不仅影响肠胃对牛奶的消化吸收，还容易引起乳糖不耐受症状，最好边吃东西边饮用。每天少量多次饮用牛奶比一次大量饮用的效果好。不宜饮用过凉的牛奶。由于牛奶会增加肠胃蠕动，引起少数敏感人群轻度腹泻，特别对患有溃疡病、结肠炎及其他胃肠疾病的老年人，会使其病情加重。

（3）喝奶时机要选好。喝奶的最佳时机是进餐时和睡前2小时。早餐吃鸡蛋、馒头时喝牛奶，可以为身体提供充分的营养保证；晚上喝牛奶，有助于睡眠，据报道，牛奶中所含的L-色氨酸具有安神作用。

（4）种类选择要多样。坚持选用液态奶或奶制品。老年人饮奶应选用多个品种交替或组合饮用，例如鲜牛奶和酸奶、全脂奶粉和酸奶、鲜牛奶和奶酪等搭配饮用，可以提高利用率。在选择乳制品时，可以选择专门针对中老年群体的配方奶粉，这类奶粉更符合中老年人的生理需要，且添加了必要的功能性成分或营养强化剂，针对性更强。

（5）散装牛奶要慎选。有些老年人喜欢购买散装牛奶，认为这种牛奶天然、品质好。但这种刚挤出来的牛奶未经消毒，含有很多细菌，也可能含有致病菌，如未经彻底消毒，直接饮用隐患更大。此外，散装牛奶大多为养殖户饲养奶牛所产，养殖过程无法有效监管，饲料及兽药的使用也无法做到公开、透明，加之管理水平、风险控制等方面缺乏专业化指导，往往更容易导致食品安全问题的发生。

（6）过期牛奶不要喝。牛奶放置时间长了，会因为细菌的繁殖而变质，如果饮用变质的牛奶，不但不会增加营养，反而会引发疾病。

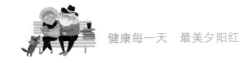

6. **有乳糖不耐受的老年人还能喝奶吗？**

我国乳类制品消耗量仅为西方国家的5％左右，其原因与很多人特别是老年人对乳糖不耐受有关。他们喝过牛奶后会出现腹痛、腹胀、腹泻等症状。这主要是由于人体摄入牛奶等含乳糖食物后，由于体内缺乏将乳糖水解为葡萄糖和半乳糖的内源性乳糖酶，而不能将乳糖消化吸收，乳糖就保留在肠腔内，造成高渗性潴留，结肠细菌酵解乳糖产生多种气体及短链脂肪酸，导致出现腹胀、排气增多、腹泻、腹痛等症状。出现这些情况的老年人可通过下面几种方法逐渐予以纠正，而不是选择不喝牛奶。

（1）**不要空腹饮奶。**空腹饮奶可增加乳糖不耐受症状，最好进餐时或餐后1~2小时饮用。

（2）**摸索适合自己的牛奶摄入量。**采用少量多次饮用的方法，找到适合自己的牛奶摄入量，既能充分利用牛奶的营养价值，又能减轻乳糖不耐受的症状。具体做法：从10 ml开始，如能耐受，再加量10~20 ml，直至逐渐增加到150 ml。研究表明，多数成年人都能耐受150 ml牛奶。

（3）**与固体食物同食。**牛奶与固体食物同食可使吸收减慢，减少乳糖不耐受症状的发生，也可做成奶粥、奶饼、奶馒头食用。

（4）**饮用酸奶。**酸奶是乳糖不耐者的合适选择。酸奶中有益生菌，含在益生菌内的乳糖酶能分解乳糖，减轻不耐受症状。益生菌制品也有此作用。

（5）**加用乳糖酶。**乳糖酶可帮助人体分解牛奶中的乳糖。

（6）**增加其他富含钙的食品。**如果通过以上方法不能达到每天饮牛奶及其制品300 ml，要注意增加其他富含钙的食品，如豆腐干、芝麻酱、虾皮、海带等。

7　老年人如何挑选奶及奶制品？

（1）**鲜奶选择。**①不建议购买散装鲜奶。散装牛奶是"生牛奶"，由于挤奶、运奶、卖奶的卫生条件差，很难保证全程冷藏的要求。有些地区奶牛检疫不规范，病牛所产的奶中含有病原菌，易引发人畜共患病。一些养殖户或售卖人员没有健康证等资质，也存在不安全风险。②应购买正规厂家生产的保质期内的合格产品。此类奶是在国家法律、法规监督下，按照鲜奶国家标准生产的，其对加工条件与设备、原料乳检验、加工工艺与包装、产品贮藏与运输等均有明确要求，因此更有保障。③注意辨别鲜牛奶和复原乳。复原乳是奶粉重新用水溶解的奶液，由于其经过了多次加工和热处理，因此营养成分较鲜牛奶有一定的损失。④慎选含乳饮料。含乳饮料是以鲜乳或乳制品为部分原料，经加工调配制成的产品，其蛋白质含量及营养成分不及鲜牛奶。

（2）**奶粉选择。**奶粉按所含脂肪多少分为全脂奶粉和脱脂奶粉，为满足不同人群的营养需求可研发配方奶粉。

1）全脂奶粉。全脂奶粉是以新鲜牛奶为原料，经浓缩、喷雾干燥制成的粉末状食品。从营养成分看，全脂奶粉具有鲜牛奶中绝大多数的营养成分，仅损失了一部分热敏性维生素，如维生素C、维生素E及B族维生素等。

2）脱脂奶粉。脱脂奶粉是以牛奶为原料，经分离脂肪、浓缩、喷雾干燥制成的粉末状食品。不仅除去了水分，而且除去了绝大部分的乳脂肪，同时除去了脂溶性的维生素，例如维生素A、维生素D、维生素E等。全脂奶粉能量高于脱脂奶粉。

从营养价值上看，两种奶粉各有千秋。全脂奶粉营养全面、均衡，口感好，适合于儿童、青少年和一般消费者；脱脂奶粉脂肪含量低，蛋白质含量较高，尤其适合于需要低脂饮食的人群，如肥胖、脂肪肝、心血管疾

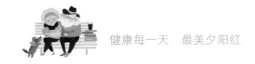

病和脂肪性腹泻等人群。

3）配方奶粉。配方奶粉是根据不同人群的营养需求，通过调整普通奶粉营养成分的比例，并强化人体所需的钙、铁、锌、硒等矿物质，维生素A、维生素D、维生素E、维生素C及B族维生素，以及牛磺酸、低聚果糖等营养强化剂及功能因子等的奶粉。例如，中老年奶粉就是属于配方奶粉中的功能性配方奶粉或营养强化奶粉，这类奶粉是根据老年人身体逐渐虚弱、易患疾病等生理特点，添加特定营养素，从而起到增加蛋白质摄入、提升胃肠功能、改善便秘、减少骨质疏松症等作用。

（3）酸奶选择。 我们通常所说的酸奶是以新鲜牛奶或复原乳为原料，经过乳酸菌发酵而制成的乳制品。根据产品的组织状态可分为凝固型酸奶和搅拌型酸奶。

1）凝固型酸奶。凝固型酸奶的发酵过程是在包装容器中进行的，从而使成品因发酵而保留了凝乳状态。如市售的玻璃瓶、瓷瓶和一些硬质容器包装的酸奶均属于此类型。

2）搅拌型酸奶。搅拌型酸奶是将发酵后的凝乳在灌装前或灌装过程中搅拌，添加（或不添加）果料、果酱等制成具有一定黏度的半流体状制品。搅拌型酸奶和凝固型酸奶相比稍稀一点，往往由于加工或口味的需要，会添加一定量的增稠剂、蔗糖等成分，老年人在选购时需留意成分表，也可以根据个人喜好进行选择。

此外，选购酸奶时一定要注意看清食品标签是否为酸奶，谨慎选择酸奶饮品或乳酸饮品，因为这一类酸奶饮料的蛋白质含量往往较低，糖含量较高，并不利于中老年群体饮用。

（4）乳酪选择。 乳酪（干酪）是在牛奶中加入凝乳酶，使奶中的蛋白质凝固，经过压榨、发酵等过程所制取的乳品，每千克乳酪制品大约由10 kg牛奶制成，是一种具有极高营养价值的乳制品。它的蛋白质含量达到25.0％左右，乳脂肪含量达27.0％左右，钙可达1.2％，而且钙、磷比接近2∶1，最容易被人体吸收，吸收率可高达80％~85％，是理想的补钙食品，更是补充优质蛋白质的理想食品。

乳酪在西方发达国家的食用比例较高，随着我国乳业的发展、人民生活水平的大幅提高，乳酪也将为越来越多的中老年消费者所接受。饮食方式偏西式的人群，可以选择片状乳酪作为面包的搭配，可以选择发酵类乳酪作为西式菜肴和葡萄酒的搭配。硬质乳酪可作为菜肴的配料，使菜肴具有独特风味。

（5）牛初乳选择。 牛初乳是乳牛分娩后72小时之内分泌的乳汁，与常乳相比，牛初乳的蛋白质含量更高，脂肪和乳糖含量较低，铁含量为鲜奶的10~17倍，维生素D、维生素A分别是鲜奶的3倍和10倍，含有较高水平的免疫抗体、氨基酸及肽类，具有多种特殊的生理功能，如增强人体免疫力、改善胃肠功能，适合老年人选用。

小贴士

选择牛初乳时，以其中的免疫球蛋白（IgG）含量作为判断牛初乳优劣的标准，一般牛初乳中免疫球蛋白的含量为 15.3~176.2 mg/ml，并在乳牛随后的产奶中不断下降。

8. 老年人应如何饮酒为好？

在中国"无酒不成席"的饮食文化中，红白喜事、节日团聚、友人相会、社交往来常伴喝酒。除此以外，不少老年人认为喝酒有助于祛寒、催眠、解疲、通经活络，也常自饮自乐。长期过量饮酒有害无益。这是因为长期过量饮酒减少了主食、蔬菜、水果等重要食物的摄入可能，导致酒精性营养不良；损伤消化道黏膜，影响对营养素的消化吸收；可能导致许多疾病，如酒精性脂肪肝、肝炎及肝硬化，增加了高血压、脑卒中（中风）、消化道癌症、骨质疏松症的发病风险，甚至导致酒精依赖症、成瘾。那么，老年人应如何饮酒呢？

（1）**如饮酒，要限量。**尽管有研究报告显示，每天摄入含5~25 g酒精的葡萄酒和啤酒对心血管疾病病人有保护作用，但证据尚不十分充分，因此不建议以预防心血管疾病为目的开始饮酒和频繁饮酒。不饮酒是好习惯，不要去学喝酒。如饮酒，要限量，要减少频率，任何时候要以不损害健康为底线，绝不能醉酒。即使是"嗜酒如命"的人，也要在饮酒享受和自身健康保护之间充分权衡利弊，逐渐纠正此不良习惯。

《中国居民膳食指南（2016）》指出，男性一天饮用酒的酒精量应低于25 g，女性应低于15 g（表2-2-2）。老年人必须严格把握此限量，千万不要在酒杯面前"逞能"。在饮酒享受和健康之间找到适合您的饮酒用量和频率。

表2-2-2 常见酒的酒精含量

	成年男性（25 g酒精）	成年女性（15 g酒精）
啤酒（ml）	750	450
葡萄酒（ml）	250	150
38° 白酒（ml）	75	50
高度白酒（ml）	50	30

（引自：《中国居民膳食指南（2016）》）

（2）**如饮酒，喝优质酒、低度酒。**如饮高度酒，要选择优质酒，且饮酒量要严格控制；如饮低度酒（啤酒、葡萄酒、黄酒或低度白酒），也要限制用量。发酵酒（如啤酒）含有较多的氨基酸，被称为液体面包，红葡萄酒含有鞣酸、多酚、白藜芦醇、黄酮类物质、原花青素等抗氧化活性成分。从来不喝酒的人，不要劝其喝酒，常饮烈性酒的人，应逐渐改喝发酵酒。不要购买无证摊贩的散装白酒。

（3）**不要空腹喝酒。**酒中主要含乙醇，这是一类小分子物质，容易被胃肠吸收，引起血液中乙醇浓度增高，导致醉酒症状。如饮酒，可先吃菜，再喝酒。

（4）**谨慎喝酒。**年轻时酒量好的老年人喝酒要谨慎，有的老年朋友认为自己年轻时不会醉酒，老了同样会"宝刀不老"，殊不知随着年龄的增长，器官功能逐渐衰退，肝脏解酒能力也会减弱，喝酒后容易醉酒。

（5）**下酒菜选择。**①高蛋白的菜肴，如肉类、坚果。②富含淀粉的食物。淀粉类大分子能和酒精结合，延缓胃肠对酒精的吸收。③富含维生素的食物。酒精经肝脏分解时需要多种酶与维生素参与，可以吃一些富含B族维生素的食物，如不油腻的内脏、粗粮、奶类、蛋黄、菌类等。④水果和蔬菜。这些食品含水分较多，能稀释酒精，而且它们多数热量很低，多吃一些不必担心肥胖问题。

（6）**饮料选择。**可选择奶类和豆浆等蛋白质饮料，不要喝咖啡、碳酸饮料。选择质地黏稠的酸奶，可保护胃黏膜，在胃中停留时间较长，有利于稀释酒精，并延缓人体对酒精的吸收。

（7）**避免睡前喝酒。**不少老年人晚上睡觉前有喝两杯白酒的习惯，认为睡前饮酒有助于睡眠，酒精能让人快速入睡，其实饮酒后睡眠质量会显著下降，只是低质量的睡眠。晚上睡前饮酒，因腹内食物较少，酒精被胃肠快速吸收入血液，使血液中酒精含量升高，强烈刺激血管内壁，引起酒后血压升高，给心脑血管带来很大的压力，从而易出现脑出血的情况。

（8）**不宜饮酒人群。**患有肝炎、肝硬化、食管炎、胃炎、胃溃疡、胰腺炎、高血压、糖尿病的人要忌酒。甘油三酯血症、血尿酸过高的老年人不宜喝酒。

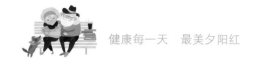

（9）饮酒后活动。严禁饮酒后游泳、驾车及从事高空作业等危险性活动。

9. 为什么不要空腹饮酒？

尽量避免空腹饮酒，避免饮酒过快、过多。空腹饮酒往往会导致血液中酒精浓度急剧升高，对人体的危害较大。睡觉前空腹饮酒、贪杯危害极大，可能会引起血压增高、心肌梗死、心脏功能紊乱甚至猝死。

从酒精吸收和代谢来看，饮酒时佐餐食物能够减少酒精对胃壁的刺激，降低酒精浓度，延缓人体对酒精的吸收。

老年人不要空腹饮酒，如饮酒，要尽量慢一点喝，分小口咽下，饮酒前适当吃一些食物，不仅能满足饮酒者的口福，同时也减少了酒精对人体的危害，一举两得。

10. 在日常生活中如何避免接触被污染的空气，吸入新鲜空气？

（1）**吸新鲜空气。**新鲜空气有利于健康，污浊空气对老年人的身体健康影响很大。每个人都要呼吸，吸进新鲜氧气，吐出二氧化碳。中老年人外出活动时，避免吸入污浊空气，维持肺脏功能，增大肺活量，预防呼吸道疾病的发生。

（2）**用鼻呼吸。**呼吸既可以通过鼻子也可以通过嘴，哪种呼吸方式更好呢？鼻子是呼吸道的起始部分，它作为空气的进出口，既可以对吸入的空气进行高效的预处理，也可以为呼吸道送进洁净、湿润、温暖的空气。鼻孔的绒毛可以阻挡微粒、灰尘和异物，如果用嘴呼吸则不具有这些保障。因此，正常情况下应用鼻呼吸。

（3）**尽量减少接触污染空气的机会。**空气质量指数（Air Quality Index，AQI）常用于监测空气质量，其中，PM2.5和地面臭氧对人类健康构成最大的威胁。中老年人群属于易感人群，因此，应特别注意并做好防护。①关注天气预报，重污染天气及雾霾时期减少外出及户外运动。②在污染天气外出应做好防护，戴口罩，选用具有过滤PM2.5功能的专用口罩。③外出回家应立即洗手、脸及裸露的皮肤。④保持平稳呼吸，勿做剧烈运动或大运动量活动，不在机动车行驶密集区域、工程车途经区域、易扬尘路面停留。⑤多到海边、森林、高山、湖泊、河边附近散步、运动，或到绿化好、植被覆盖度高的地方做深呼吸，多吸新鲜空气。

（4）保持室内良好的呼吸环境。保持室内空气清新，经常通气。①厨房油烟含有多种对人体有害的物质，包括多环芳烃（PAHs）、硝基多环芳烃（NPAHs）、杂环胺等致癌物质。烹调时尽量降低油温及烹调温度，开启抽油烟机等通风设备，抽油烟机应在烹调停止后等吸净残余油烟后再关闭。②减少或避免吸烟，并尽量不在吸烟环境中逗留，烟雾中含有超过四千种气体和粒子物质，它们都是很强烈的刺激物，其中至少有四十种易在人或动物身上致癌。在吸烟者停止吸烟后，这些粒子仍能停留在空气中数小时，不仅对吸烟者，还会对旁边的被吸烟者的健康造成伤害。③注意经常清理垃圾和死角，不在室内焚香、点蜡烛等。提高加热设备的燃烧效率，减少固体燃料的使用。④利用空气净化器对室内空气进行过滤。⑤经常开窗换气，如用空调，每2小时要开窗1次。即使有雾霾天气，早晚也要开窗1次，每次20分钟以上。⑥可在阳台、露台及室内种植多种绿色植物，特别是大叶片植物对细小颗粒物有很好的吸附作用。

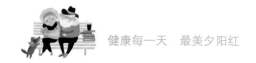

三、"排"："二便"通畅，神清气爽

【提要】

　　人体每天通过排大便、排尿、排汗、排气的方式将新陈代谢产生的、不需要的、有毒的废物排出体外，这是人类基本的生理现象和生活行为，也是保证身体健康的重要方式。一些老年人不关心自己的排泄情况，以致出现异常情况还浑然不知。老年人及其家属，尤其是医学保健、健康管理人员和医生都应关注这个问题。

　　本部分主要告知老年人如何判断排大便、排小便、排汗和排气是否正常（排大便、排小便应该通畅，排便频率和量应正常，大便、小便的形态、颜色、气味正常，排便前后身体舒服，如果不正常可能是身体发出的疾病警报，需要及时就医）。正常排汗是机体维持正常体温的重要机制，通过汗液可蒸发带走体内多余的热量，促进血液循环和新陈代谢正常进行。老年人要注意主动、适度排汗，通过适度运动、用热水泡脚的方式帮助排汗，同时注意补充水分和盐分。排气即放屁，是人体肠道通畅的表现，老年人可通过适度的运动和腹部按摩促进排气，如果腹部经常胀气、不放屁，或放屁过多、过臭，应考虑是否与消化系统疾病有关。同时，老年人应注意维护口腔卫生和健康，注意合理饮食，保持良好的生活习惯，防止口腔和身体异味，避免社交尴尬，促进心情愉悦。

　　为促进老年人"排"得健康，培养健康的生活方式十分重要。

【建议】

◎ 要知道：吃动平衡、足量饮水、化解压力，定时排便不憋便，避免滥用药物。

◎ 排大便：最好每天一次；排便通畅，性状正常，便后舒服。

◎ 排小便：排尿6~8次，夜尿0~2次，性状正常，通畅无间断，不痛不费力。

◎ 排汗：每天主动适量排汗，避免极端出汗，出汗后及时补充水分。

◎ 排气：有意做深呼吸；排出肠道废气；勤洗漱，防止口臭和身体异味。

【解读】

1. 人体排出废物的途径有哪些？

人体排出废物的方式按其来源分为排泄和排遗两种。

排泄是指将机体新陈代谢过程中产生的最终产物（如尿素、尿酸、二氧化碳、氨等）、过剩的水和无机盐类，以及进入人体的各种异物（药物等）排出体外的生理过程。这些废物可以尿液的形式经过肾脏的过滤及尿道排出体外，也可以流汗的方式经皮肤排出体外，还可经过呼吸道从肺排出。

排遗则是食物经口进入消化道后，机体排出不能被消化、吸收和利用的废物的过程。消化道中固体的废物和废气就是经大肠及肛门排出的。

因此，我们的消化系统、泌尿系统、呼吸系统和皮肤都具有排出废物的功能。正常排出废物，避免在体内堆积，是人体基本的生理现象，也是人每天必做的事，更是健康老年人的基本特征。

2. 为什么"二便"通畅对老年人特别重要？

"将废物排出体外"与人体健康息息相关，每个人每天都离不开排便、排尿，这是人体必需的生理功能。无论中医还是西医，都将"问二便"作为问诊的基本内容。能够通畅、正常地排出大便、小便，在很大程度上反映了体内消化系统和泌尿系统功能基本正常。

对于老年人，器官功能会出现不同程度的衰退，如果加上饮食、环境和心态的改变，可能会造成排泄物异常，如大便干结、大便不成形等；或者排泄方式、行为改变，甚至难以自主控制"二便"的排泄，如大、小便失禁等。这些问题又会对老年人的健康产生进一步损害，这不仅会造成身体上的痛苦，在精神上也会产生极大的压力。

因此，老年人如能做到"二便"通畅，是非常可贵的。建议老年人在排大便、排小便后，不妨多停留一分钟，观察一下身体排出的这些废物的状态、颜色、气味等，分析一下身体发出的信号对健康意味着什么，以便及时采取措施。

3. 什么是正常大、小便？

（1）**大便。**大便即粪便，是人或动物从肠道排出的固体废物。①粪便成分：主要含未被消化的食物残渣、消化液残余、肠道脱落细胞和微生物。②排大便量：健康成人一天排大便量约200 g，与自己的拳头大小差不多，排大便量太少可能和食物摄入量过少有关。③排大便次数：正常人每天排便1~2次，有的2~3天1次，但无排便困难及其他不适。④正常大便：一次正常的大便应包含3个要点：排便通畅，即从有便意到如厕完毕仅花几分钟时间，排便顺畅、轻松、不困难；大便颜色、气味、量正常，能排出成形大便，如"香蕉便""卷卷便"等；排便前无腹痛和不适，排便后感到轻松舒服、无异常等。正常排大便的过程不仅身体感到舒适，也是前一天饮食合理、胃肠功能正常的重要标志。不言而喻，排出了废物，放下了包袱，精神上也有一种轻松感。⑤异常大便：老年人最常见的是大便次数和形状异常，如便秘、腹泻等。

（2）小便。小便即尿液，是血液经过肾脏过滤，由泌尿系统及尿路排出体外的液体废物。①尿液成分：尿液中96％是水分，其余4％为尿素、电解质、维生素和色素等。②排尿量：健康成人一天的排尿量为1000~2000 ml。③排尿次数：全天排尿6~8次，白天排尿4~6次，夜间0~2次。④正常小便：排尿通畅无间断，颜色、气味、尿量正常，排尿后感到轻松舒服。正常排小便的过程不仅使身体感到舒适，也是前一天饮水合理、泌尿系统功能正常的重要标志。⑤排尿异常：夜尿多，指的是夜间小便次数增加，在3次以上，或夜间尿量增加，超过全日尿量的1/4，有可能是糖尿病、前列腺肿大或尿路感染，也有可能是睡前大量饮水等原因所致。24小时尿量少于400 ml叫作"少尿"，正常人几乎不可能出现，一旦发生，大多为急性肾衰竭；多于2500 ml叫作"多尿"，可能与大量喝水、咖啡或酒，以及尿崩症、糖尿病、精神性多渴症有关。

辨别正常大、小便的要点详见本书第三部分。

4. **老年人便秘该怎么办？**

老年人便秘发生率较高。研究显示，慢性便秘的患病率在60岁及以上老年人群中为15％~20％，84岁及以上可达20％~37％，在长期被照护、行动受限的老人中甚至高达80％。

（1）老年人便秘。老年人便秘是指排便次数减少，同时排便困难、粪便干结。正常人一次排便3~5分钟，一般在十分钟以内完成。而便秘患者每周排便少于3次，甚至长达2周才排便1次。有的患者可突出地表现为排便困难，排便时间长达30分钟以上，或每日排便多次，但排出困难，粪便硬

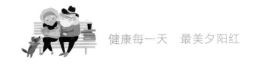

结如羊粪状，俗称"羊子疙瘩"，颜色为褐色或偏黑，数量很少，如2~10颗小石子，气味很臭，硬或很硬，含水量为60%左右。此外，常腹胀、食欲缺乏，或有服用泻药不当引起排便前腹痛等症状。体检左下腹有存粪的肠袢，肛诊有粪块。便秘时排出的大便多为硬质型，见本书第三部分。

（2）便秘危害。便秘常常给老年人造成身体痛苦和精神负担，影响其食欲、睡眠及健康。老年人过度用力排便时，可导致冠状动脉和脑血流的改变。如果有心血管疾病，可发生昏厥、心绞痛、心肌梗死、脑卒中、动脉瘤或室壁瘤破裂、心脏附壁血栓脱落、心律失常甚至发生猝死。用力排便时，由于腹腔内压力升高可引起或加重痔疮，引起肛裂等其他肛周疾病。粪便嵌塞后还会产生肠梗阻、粪性溃疡、尿潴留及大便失禁等。

（3）便秘原因。①肠道腺体老化，肠壁肌肉张力减退，蠕动减慢，致使粪便在肠道中停留时间过长，过多的水分被吸收，大便变干不易排出。②老年人虚弱、卧床不起，膈肌、腹肌、提肛肌和肠道平滑肌的肌力减退，无力排便。③进食减少、饮食细软，形成粪核的粗纤食物摄入较少。④饮水减少、脂肪摄入太少、久坐不动也容易引起便秘。

（4）预防措施。①便秘的老年人在日常生活中要注意保持轻松愉快的心态。②均衡饮食，多吃五谷杂粮和薯类、蔬菜水果、酸奶等含富含膳食纤维和益生菌的食物及营养素补充剂（如魔芋制品、益生菌制剂等），荤素营养搭配。③要注意多喝水，但不建议选择含糖饮料。④日常适量运动，避免久坐，可做腹部按摩以促进肠蠕动。⑤养成每天排便、定时排便的习惯，排便时不看书、不听广播、不用手机，专心排便。"便意"是身体给予的珍贵信号，这时要立即去排便，切忌憋便。⑥对于便秘比较严重的老年人，应该及时去看营养师和医生，在他们的指导下合理饮食、合理用药，千万不要自行滥用泻药，否则可能导致恶性循环。

5. 老年人大便不成形该怎么办？

除了前面描述的正常大便以及便秘者的大便状态外，在很多状况下，老年人排出的大便并不成形，比如细长型、黏稠型、水液型和软硬掺杂型，见本书第三部分。不成形的大便也是我们身体发出的健康警报，不能轻视，必要时请及时就医，以免症状持续或加重。

（1）细长型。①颜色：偏黑的红褐色或黑色。②分量：一段段如面条，最多三条。③气味：气味刺鼻且持续时间久。④硬度：类似牙膏，有时更软。

细长型大便多与老年人食物摄取不足，且肌肉量减少、腹部肌肉无力和身体虚弱有关，因此建议排这种便型的老年人多摄入营养价值高的食物，还可食用酸奶等发酵食物以促进肠道活动。除此之外，日常注意锻炼腰腹力量，增强肌肉力量以助于排便。

（2）黏稠型。①颜色：为褐色偏黑或黑色。②分量：时多时少，一般约有一瓶牛奶的量。③气味：多数非常臭。④硬度：接近腹泻状态，含水量可达88%。

这类大便多见于肠道功能减弱者，往往是由于水分没有完全被吸收而造成的，接近腹泻状态，长期如此易造成肠道功能异常，增加发生营养不良的风险，甚至演变为"肠易激综合征"。建议排这种便的老年人要注意充分休息，不要熬夜，避免刺激性食物，适当使用适宜的益生菌制剂，注意全面改善营养，提高抵抗力。

（3）水液型。①颜色：可有多种，非褐色时请及时就医。②分量：不一。③味道：恶臭。④硬度：汤水状，含水量可达92%以上。

水液型多见于饮食不洁食物引起的急性肠炎、受凉引起的腹泻、食物不耐受者。大便中的水分几乎没有被肠道吸收，多为压力过大加上受凉，或暴饮暴食、食物中毒、摄入牛奶过多所致。建议老年人增强抵抗

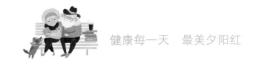

力，调整心态；摄取容易消化的食物（如米汤、稀粥、米糊等），避免油腻饮食；适量摄取加糖、盐的蔬菜汤，避免刺激性食物，注意腹部保暖等。食物不耐受者要采取应对措施，比如乳糖不耐受者可参见本书第二部分。

（4）软硬掺杂型。①颜色：无特定颜色。②分量：一次可排出1~2杯的量。③气味：可臭，可不臭。④硬度：块状及液状便交替出现。

此类型大便多由于压力造成肠道运动不规律。应注意消除压力，规律均衡饮食，特别是早餐。

综上，如果短期内出现大便性状改变，需要注意调整饮食和作息以改善排便状况。如出现每日3次以上、呈持续或反复出现的腹泻，则要考虑发生老年慢性腹泻的可能，这多是由于慢性消化系统疾病所致，也可由其他原因引起，此时则需要及时就医，查明病因并及早治疗。

6. **老年人排小便有哪些问题？如何做到小便通畅？**

由于受到衰老和疾病的双重影响，大多数老年人的泌尿系统存在着不同程度的功能衰退，甚至发生病变，严重影响生活质量，这是老年人小便不畅的重要原因，必须引起高度重视。老年人泌尿系统最常见的问题是前列腺增生和尿失禁。

（1）前列腺增生。引起老年男性排尿困难的原因有很多，但最常见的就是良性前列腺增生症。很多老年男性逐渐出现尿等待、排尿不利、尿中断、尿后滴沥不尽、尿频、夜间起夜次数增多等现象，不少人认为这是正常现象，总觉得虽然排尿不利，但尿液还能排出来就问题不大，不需要就医治疗，其实这种观点不对。

患前列腺增生时，虽然尿液能够排出，但由于前列腺增生导致后尿道受压变形，排尿阻力增加，膀胱压力增加，出现膀胱逼尿肌代偿性肥厚。

如果梗阻长期未能解除，逼尿肌丧失代偿能力，可出现膀胱高压、尿潴留、输尿管返流，甚至导致肾积水、肾功能损害。因此，当出现排尿异常时，应及早就医，不能疏忽大意。

（2）**尿失禁**。老年尿失禁即膀胱内的尿不能控制而自行流出，这个问题已经变得越来越常见。我国一项流行病学调查显示，中国女性尿失禁发生率为31%，男性为3%～10%。发病率随年龄的增长而逐渐上升，60岁及以上女性的发生率高达50%以上。这是因为盆骨处肌肉、韧带和能够使膀胱和肠道保持紧密的组织功能减弱并逐渐衰退。比较常见的是压力性尿失禁，其特点是正常状态下无遗尿，而腹压突然增加，比如咳嗽、大笑、打喷嚏、跳跃、搬重物时，盆底肌肉失去控制，导致尿液不自主地流出。程度较轻时，可以通过合理饮食和运动改善，如常做提肛运动，通过有意识地对盆底肌肉进行自主性收缩，以加强控尿能力。当尿失禁频繁发作、程度较重以致影响外出活动时，就需要尽快求医。

> **小贴士**
>
> 　　为了做到小便通畅，老年人应做到：每日足量饮水，不要感到口渴时才喝水；晨起后及时排尿，日常有尿意时及时排出，不刻意憋尿；注意全身运动，还要注意加强盆底肌肉功能锻炼。

7. **什么是正常排汗？**

汗是皮肤内汗腺分泌的液体。排汗是人体对体内热量进行自我调节的过程，通过汗液蒸发可以带走体内过多的热量，对维持正常体温有重要作用，还能够促进血液循环，排出废物，加快新陈代谢。

健康人体出汗多少主要与气温和活动量有关，也与风速、湿度、气压等气象因素有关系。不运动的情况下，健康人每天不知不觉间就会蒸发500 ml左右的汗液；而激烈运动或在高温环境中工作，每小时可排汗

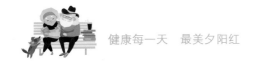
1000~3000 ml。

一滴汗液中98%~99%的成分是水，其余为盐分及少量尿素、乳酸、脂肪酸等。人体排汗区域分布广泛，全身各部位皮肤，尤以前额、颈部、躯干前后、腰部、手背及前臂等部位最多，其次为躯干侧面及四肢大部分，再次为股内侧面及腋下，最少是手掌和足。

对老年人而言，排汗是必需的，且因为老年人适应能力减弱，身体机能减退，则更应注意主动、适度排汗，同时注意补水补盐。

一方面，老年人不可追求不出汗。例如，在炎热的夏季，老年人长时间待在空调房间里会导致在本该出汗时却排不了汗，体内的热散发不出去，就违背了人体正常的生理规律，易出现身体不适，甚至发生中暑。另外，即使在冬天，老年人每天最好要有一次微微出汗，可通过一定运动或用热水泡脚的方式来帮助排汗。另一方面，老年人也不能一味追求多出汗。老年人的日常运动需适度，户外活动不能过度。老年人尤其要注意出汗后忌喝冰镇饮料，建议适当补充常温白开水或淡盐水，少量多次摄入。

8. 老年人出汗太多该怎么办？

老年人在中暑初期、疾病或虚弱的情况下，往往会大量出汗。

（1）**中暑**。在热浪酷暑等自然灾害中，老年人是最脆弱的群体。例如，1995 年7 月14 日至20 日，一场高温热浪袭击了美国芝加哥，在短短的一周内有700 余人因为高温中暑而死亡，其中大多是老年人。我国不少地区在夏季也是热浪袭击重灾区。

人体发生中暑时，一般先大量出汗而后无汗，先面色潮红而后苍白，先四肢乏力而后肌肉痉挛，先体温正常而后上升至38℃以上，先血液浓缩而后周围循环衰竭、血压下降、意识模糊或昏厥死亡。切记，中暑初期是抢救病人的关键时期。

老年人在中暑初期大量出汗该怎么办？①将病人迅速搬离高热环境，移至阴凉通风处休息，解开其衣领，并给予清凉饮料、浓茶、淡盐水，以及人丹或藿香正气丸（每次1粒）等解暑药物。②如果病情稳定或有好转，老年人应调整起居作息时间，避免在午时高温天气外出，不要长时间在阳光下暴晒，多吃蔬菜瓜果，适量饮用盐开水、绿豆汤、酸梅汤等清凉饮料。③如果病情不见好转，应尽快送医院，不可延误。

（2）**疾病**。有的老年人在气温不高或不活动、轻微活动的情况下仍大量出汗，就要考虑可能是疾病所致。一般情况下，长期患糖尿病、甲状腺功能亢进、高血压、充血性心力衰竭、中风、脊柱外伤、肿瘤、结核等疾病都会导致人体异常出汗，并伴随明显的相应症状，必须及时就医，控制病情。

（3）**虚弱**。有的身体较为虚弱的老年人也容易在没有明显疾病症状时异常出汗，还往往有说话语声较低、食欲差、易感冒等表现。这样的老年人需注意：①补充因出汗而丢失的水分和盐分。②加强营养，尤其是增加优质蛋白质的摄入，增强抗热能力；适当进行体育锻炼，提高自身体质和免疫力。③一旦出汗后，要及时用毛巾擦干汗液，更换汗湿的衣物与床单，保持身体及衣物床单的清洁、干燥。④若长期卧床，还要注意加强出汗后护理，如翻身、拍背、更换体位，防止压疮及其他感染性疾病的发生。

9. **人体"排气"有哪些途径？**

体内产生气体主要在呼吸系统和消化系统，"排气"也主要经过这两个系统。

（1）**呼吸系统**。人离不开呼吸，每时每刻都要吸入氧气，排出体内代谢所产生的二氧化碳。健康成人每分钟呼吸12~20次，但可随年龄、性别、运动、情绪等因素而改变。老年人应多呼吸新鲜空气，多做深呼吸，

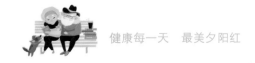

主动戒烟。如果出现呼吸急促、呼吸不规律、胸闷等情况请及时就医。

（2）消化系统。 从消化道排出气体主要有两种形式：①打嗝。吞入胃里的空气，以及胃酸在消化过程中在胃内产生的气体，都会从口腔排出，这就形成了嗝。打嗝有可能是吃饭太快，吸入太多空气造成的；也有可能是食用了太多产生气体的食物、药物，如碳酸饮料，或者阿司匹林等含有碳酸的药物。这些原因引起的偶尔打嗝都不要紧，但如果排除这些原因还是不停打嗝，经常嗳气，甚至没有进食也会打嗝，就可能是肠胃出了问题，需要到医院查明原因。②屁。机体肠道内的细菌在帮助吸收营养、形成粪便的同时，还会产生一系列反应，并产生很多气体，这些气体和被吞入的空气一起，通过肠道蠕动向下运行最后由肛门排出，就是我们经常说的屁。

10. 老人如何促使肠道排出废气？

一般我们都可以做到自然而然地嗝气，但对于放屁这一行为则会考虑到周围人的感受而有所隐忍。但无论是屁还是嗝，都是人体正常的生理现象，无须刻意憋气阻止。

屁的数量因人而异，这种差异与平时的饮食习惯和吸入的空气量不同有关。放屁是肠道正常运行的一种表现，这就是为什么手术后病人和外科医生特别关注肠道排气的原因。老年人可以通过一些按摩或运动来促进肠道废气的排出，如睡前顺时针按摩腹部100次，晚餐后1小时站立踮脚或抖动1~2分钟等。

相反，如果不放屁，或放屁过多、过臭，则为一种异常现象。老年人如果长时间不放屁，腹部胀气，还需要考虑肛门、直肠是否有疾病，如炎症、肿瘤、便秘、痔疮等，必要时需到医院就医。屁的成分大部分是二氧化碳、氢气和甲烷，这些气体并不臭，产生臭味的是吲哚、粪臭素、硫化氢等气体。如果屁的臭味特别浓，如同臭鸡蛋味一样让人难以忍受，首先考虑可能是进食了过多的蛋白质含量高的食物，如过多肉类可在肠道内发生滞留，被肠道中的细菌分解产生过多胺类，排出的气体就有了恶臭味。可通过减少蛋白质类食物摄入量来解决，如果持续出现放屁过多、过臭的现象，则应考虑是否是消化系统疾病引起的。

11　老年人如何避免口腔异味？

　　口腔异味是由于口腔内有一些食物残渣和分泌物，在口腔内微生物作用下产生的异常气味，这不仅使人在社交时遭遇尴尬，而且可能是影响健康的隐患，常常提示可能有口腔、消化系统疾病或肝肾功能下降等情况。

　　老年人因牙龈萎缩、牙根面暴露、根面龋增多、牙齿松动或脱落、牙间隙增大等变化，常引起食物嵌塞，加之口腔内唾液分泌减少、黏稠度增高等，使得口腔内更易滋生细菌，因此，老年人更易出现一系列口腔问题，造成口腔异味。在我国，不少老年人认为"老掉牙"是自然而然的现象，老了牙齿不好也是正常的，因此觉得口腔保健可有可无，其实不然。口腔是消化系统的门户，所有的食品都需经过牙齿的咀嚼、唾液的湿润等物理消化过程，才能进入下一步消化吸收过程。且老年人良好味觉的维持也是保护食欲、享受生活的基础条件。因此，做好老年人口腔护理，防止细菌滋生，避免口腔异味对于保障老年人口腔健康，维系食欲和自主进食能力是十分重要的。

　　老年人应做到每次饭后要漱口，将口腔中的食物残渣冲洗掉，早晚刷牙各1次，不可间断，这是保护口腔健康的基本方法。目前提倡的刷牙方法是水平颤动拂刷法，是一种能有效清除龈沟内牙菌斑的刷牙方法。其要点是刷毛朝向牙根方向呈45度角，用小幅度、水平颤动的往返动作刷牙；刷

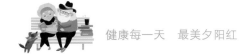

咬合面时，刷毛指向咬合面，稍用力做前后短距离来回刷。在刷牙时，注意要面面俱到、动作力度适宜、方法正确、勿损伤牙龈。

牙缝中的食物残渣较难清理，不推荐用牙签清理牙缝，建议用牙线处理嵌入牙间隙的食物，以减小对牙齿的伤害。戴有义齿的老年人在睡前一定要取下，每餐后也应取下义齿刷净以免挂带食物。除此之外，还应定期到医院进行口腔检查，一般每半年检查一次。

有一口好牙，一般不会出现口腔气味异常。世界卫生组织于2001年正式提出了"8020计划"，呼吁人们把80岁时仍然能够拥有20颗牙作为一生的重要目标。

12. 老年人如何避免身体出现异常气味？

不少人都认为人进入中老年以后，会出现一种独特的身体气味——"老人味"。因为老年人嗅觉功能降低，往往闻不到这种气味，而周围的人却能闻到，所以有时会给老年朋友带来一些社交困惑。根据日本的研究：从40岁左右开始，人体会散发出含有较高浓度的"2-壬烯醛"的气味，其分泌量会随着衰老的进程而增加，这是随着年龄增长，任何人都可能出现的自然现象。除此之外，人体表微生物群，比如细菌、真菌等微生物分解也会产生气味，加之很多老年人上了年纪，就懒得动了，洗澡的次数减少，不及时清洁皮肤上的皮屑和油脂，"老人味"就更浓了。因此，"老人味"的出现并不一定是一种疾病。

但除了上述的非疾病因素之外，"老人味"也可能是某些疾病的信号，如患有皮炎、湿疹等皮肤病的情况下，患处会散发出异味。患有糖尿病、严重肾病或是消化系统疾病等的老年人，加之平时护理不周，容易产生异味。

因此，为了改善这种情况，老年人首先要判断清楚味道产生的原因，注意洗掉皮脂和汗液，尤其注意头面部、脖颈、耳后、胸口、腋下等部位的清洁，保持衣物洁净，防止细菌繁殖。在营养方面也建议清淡饮食，控制高蛋白、高脂肪的食物，均衡摄入蔬菜和水果，这是对不良生活习惯易导致疾病的主动预防，请老年朋友们重点考虑。家人也要多关注老年人的身体变化，出现很明显的身体异味时要及时就医，以及时发现疾病。患有皮肤病、慢性病的老年人要积极治疗，控制病情会使气味减轻。

⑬ 老年人如何"排"得健康？

无论是排大便、排小便、排汗还是排气，都与我们日常生活密不可分，也是确保人体健康的重要环节。要使老年人"排"得健康，应注意以下几点：

（1）平衡膳食。摄入均衡合理的膳食能够促进肠道健康。目前研究认为，肠道是人体的第二个大脑，是身体的"国防部"，维持肠道健康能确保人体有足够的免疫力。需要注意的是，人体肠道中定植着大量细菌，这些肠道菌群要维持在一个平衡的状态才能有利于我们的身体健康。膳食纤维和乳制品中存在着大量"好"菌的养分，还能合成一些人体必需的维生素，十分有利于肠道健康。膳食纤维能够增加粪便的体积，并促使对身体健康有益的肠道菌群繁殖。老年人可适量多摄入一些富含膳食纤维的食物，如全谷物、蔬菜、菌藻类和水果等。牛奶中含有乳糖，发酵乳中含有益生菌，这些都有助于维持肠道菌群平衡，还能促进胃肠蠕动，使排便更顺畅。但注意不能过度食用，否则会给肠道造成负担，建议老年人每日摄入蔬菜400~500 g，其中深色蔬菜要占到一半，水果为200~400 g。

（2）足量饮水。老年人每天的饮水量应不低于1500 ml，要做到主动、少量、多次饮水，不要感到口渴才喝水。足量饮水可以改善血液循环，利于排尿。晨起一杯温开水可促进胃肠蠕动，有助于排便。但患有肾

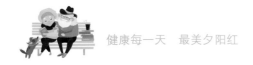

脏疾病者注意不要过量饮水，以免加重肾脏负担。

（3）**良好的排便习惯。**有尿意、便意或是有排气的欲望时，不可憋着，应及时排出。老年人更要注意养成定时排便的好习惯，结肠活动在晨醒、餐后最为活跃，建议老年人在晨起或餐后2小时内尝试排便。排便时注意力集中，不看书、看报、玩手机，否则会导致排便反射减弱，长久下去会导致肛门括约肌松弛，排便难度加大。

小贴士

身体废物需要每天及时排出体外，这是保护我们身体、预防疾病、维护健康、延缓衰老不可或缺的。随时监测我们身体的排放情况，时时掌控自己的健康动态，及时应对和处理，做到防病于未然，不仅明智，更是老年人维持健康生活的有效措施。

（4）**多参加户外活动。**老年人应摒弃闭门不出的生活习惯，积极参加户外活动。一定量的户外运动能够促进血液循环，加快新陈代谢，改善心、肺、胃、肠等器官功能，促进排汗、排便。户外运动也能改善老年人的精神状态，结识更多的朋友。

（5）**保持积极乐观的心态。**人到老年更应有意识地主动减少心理压力，保持乐观积极的心态。心理负担或压力过重会干扰机体的胃肠功能，造成排便不畅，不仅如此，还会影响神经、免疫、内分泌等其他各系统的功能，加速衰老和老年性疾病的发生发展。多外出、多交际，积极主动与人交流，多参与群体活动，享受家庭喜悦和亲情快乐，对于保证老年人的生活质量是十分必要的。

四、"动"：活动活动，百病难碰

【提要】

生命在于运动，运动必须科学，老年人更应讲究。动少没效果，动多易损伤，不动病来找。

本部分主要介绍老年人应如何进行主动身体活动，包括日常活动、体育锻炼和运动训练等。适用人群包括那些不会长期被急性或慢性功能障碍所限制，有能力开展一些身体活动的老年人。如果老年人能坚持"健康每一天"，主动进行身体活动，一段时间后，身体素质必会改善，机体功能会增强，自我成就感会提高，生活质量会提升。

老年人运动的目的和内容与年轻人不尽相同，与专业运动员差别更大。老年人运动的目的是维持功能，维护健康，预防疾病的发生，延缓衰老的进程。每天要做有氧运动，以尽量维持心、肺、脑等重要器官功能；要做抗阻运动（即力量练习）、柔韧性和平衡运动，以延缓肌肉衰减，预防跌倒；要进行坐、卧位微运动，以维护眼、耳、鼻等重要感官功能。

老年人有效的锻炼应包括维持或改善心、肺、脑等重要器官功能，以及肌肉力量、平衡能力、灵敏性、柔韧性和骨骼的坚韧性等一系列内容。美国运动医学学会（American college of sports medicine，ACSM）与美国心脏协会（American heart association，AHA）近期关于体育运动与公

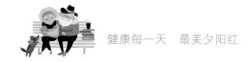
共卫生方面的声明中指出，制订一个可行的锻炼计划以保证各项身体素质都得到充分改善，这对于所有老年人来说都是至关重要的。

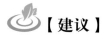

【建议】

◎ 要知道：尽量天天户外活动，维持健康体重（老年人BMI值宜在 20.0~26.9 kg/m^2）。

◎ 运动量：每天主动身体活动6000步，有脂肪肝、肥胖者可达 10000步。

◎ 强度：运动时轻微出汗、不喘气，运动后不痛不累。

◎ 种类：首选步行、适量抗阻、柔韧性和平衡运动，坚持立、坐、卧位微运动。

◎ 原则：安全第一，预防跌倒；动作放慢，量力而行；动则有益，贵在坚持。

【解读】

1. 什么是老年人健康体重？

（1）**健康体重。**体重是指人体的总重量，是客观评价人体营养和健康状况的重要指标。健康体重是指人体能保持健康状态的体重，是各年龄段人群不断追求的目标。世界卫生组织对健康的定义是："健康不仅为疾病或羸弱之消除，而系体格、精神与社会之完全健康状态。"这里体格健康状态的一个重要指标就是健康体重。

（2）**成年人健康体重。**《中华人民共和国卫生行业标准：成人体重判定》（WS/T 428—2013）规定，成人体质指数（BMI）的正常范围为：18.5≤BMI<24.0，中心性肥胖前期腰围：85 cm≤男性腰围<90 cm，80 cm≤女性腰围<85 cm。通常评价正常体重包括两方面的指标：①体重指数或体质指数；②腰围，是反映体内脂肪总量和脂肪分布的综合指标。人们一般很关注体重，其实更应该关注腰围。成年人的健康体重标准为：BMI在正常范围内，男性腰围应小于85 cm，女性腰围应小于80 cm。

（3）老年人健康体重。不同于对中青年人的建议，《中国居民膳食指南（2016）》建议65岁及以上老年人的BMI最好不低于20.0，最高不超过26.9，即20.0~26.9。举例来说，一位老年人70岁，身高1.7 m，其正常BMI值范围为20.0~26.9，这里如果BMI取25.0，则其健康体重为：1.7 m×1.7 m×25.0 kg/m^2 = 72.3 （kg），其健康体重范围为：57.8 ~77.7kg。

老年人身高及其对应的健康体重可从本书附录四中查到。

2. "千金难买老来瘦"对吗？

过去很长一段时间在民间流行着"千金难买老来瘦"的说法。很多人以为老年人越瘦越好，以致用千金都难买到。现代科学研究结果证明，这句俗语并不正确，正确的说法是老年人要维持健康体重，不要太瘦，也不要太胖。其原因如下：

（1）体重过低的老年人患病风险高。目前许多研究表明，体重过低一般反映能量摄入相对不足，抵抗力差，易导致营养不良、骨质疏松、上呼吸道感染等。

要注意老年人正常体重的下限（BMI=20.0）高于成年人正常体重的下限（BMI=18.5），也就是说，当18.5≤BMI＜20时，对于65岁及以上的老年人来说属体重过轻，而对于18~64岁的成年人来说属正常体重。若18岁

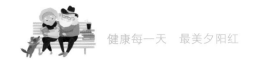

及以上的成年人（含老年人）的BMI值小于18.5，则属体重过轻或消瘦。

（2）体重过高的老年人患病的风险也高。目前大量研究表明，体重过高反映能量摄入相对过多或活动不足，易导致肥胖。肥胖老年人其实为"虚胖"，可显著增加2型糖尿病、冠心病及结肠癌等疾病的发生风险。

要注意老年人正常体重的上限（BMI =26.9）高于成年人正常体重的上限（BMI=23.9），也就是说，当24.0≤BMI<27.0时，对于65岁及以上的老年人来说属正常体重范围，而对于18～64岁的成年人来说属超重。当18岁及以上的成年人（含老年人）27.0≤BMI<28.0时，属超重；当BMI≥28.0时，属肥胖。

（3）有健康体重的老年人全因死亡风险最低。近来，通过数百万人的研究结果表明，有健康体重（BMI 20.0~26.9）的65岁及以上的老年人全因死亡风险最低，偏瘦和偏胖都会增加老年人全因死亡风险。

> **温馨提示**
>
> 老年人还是"稍胖"一点为好，要定期称称体重（通常推荐1周1次），努力维持健康体重。

3. **老年人为什么要特别强调身体活动？**

随着年龄的增加，多数老年人出现身体功能低下、肌力不足、生活自理能力下降的情况，这使得不少老年人存在"人老了，腿脚不灵了，懒得动了"的误区。其实，只要有足够的主动身体活动，老年人还是可以保持较好的健康状况和功能水平。研究表明，少动或不动已经成为多种慢性病（如心脏病、癌症等）发生的重要危险因素。活动身体有很多益处，就像食物一样，每天都离不了。主动身体活动可以带来如下好处：

◆延缓衰老，延长寿命；

◆增强心肺功能，改善耐力、体力和认知能力；

◆提高骨密度，预防骨质疏松；

◆增加肌肉质量，预防肌肉衰减综合征；

◆降低血脂、血压、血糖和体重，降低慢性病风险；

◆促进心理平衡，减轻压力，改善睡眠；

◆减少躯体残疾，维持生活自理能力。

4. **什么是主动身体活动?**

身体活动是指增加能量消耗的骨骼肌活动，包括家务、职业、交通和娱乐性活动等。这里的身体活动并非指坐着动动手指、扭扭脖颈等活动，而是强调有大肌群参与、能量消耗明显增加的身体活动。《中国居民膳食指南（2016）》明确提出将原来的"身体活动"改为"主动身体活动"，强调"主动"二字。很多人认为每天上下楼梯、做饭、上下班已经够累了，不需要再去找"累"。其实，运动是"良药"，良药"苦身"利于病。

主动身体活动是指除日常活动外，自己带有主动性或娱乐性的身体活动，如老年人饭后步行、跳广场舞等。在日常活动中额外主动增加的一些身体活动也可算作主动身体活动，如买菜由乘车改为走路、有意增加买菜时的步行距离，职业活动中坐着用电脑、开会改为站、坐位交替的方式，坐着交谈改为步行交谈，坐着读书、用手机改为靠墙半蹲位方式（减少腰背疲劳，锻炼下肢肌肉），乘车改为步行或骑自行车，乘电梯改为爬楼梯，陪儿童坐着读书改为陪儿童玩耍、跑步等。

另外，主动身体活动的形式多种多样，除了生活活动、生产活动外，还包括有氧运动、抗阻运动、柔韧性运动和平衡协调类运动等各类体育活动。

5. 老年人如何"动好"每一天？

老年人的运动与年轻人一样，应包含四要素（FITT），即运动频率（Frequency）、运动强度（Intensity）、运动时间或持续时间（Time）、运动类型（Type）。FITT原则能够以一种安全有效的方式来提高总运动量。在老年人运动的初始阶段，FITT各个要素（包括运动强度和持续时间）的要求都比年轻人低，且应针对有慢性病的老年人制订个性化的运动方案，如果运动过程中由于身体状态原因不能完成所建议的活动量，则应允许他们暂时放弃，待身体恢复后在能力范围内尽量多活动。

老年人运动与年轻人有所不同，与专业运动员的差别更大。各年龄段的人运动都是为了健康，虽然其大目标相同，但其具体目的和方法有很大差异。多数老年人运动的目的是维持健康、延缓衰退、预防疾病，而不是为了满足兴趣爱好、找刺激，也没有比赛的压力。老年人每天要做有氧运动，以尽量维持心、肺、脑、肾等重要器官功能，预防慢性病发生；要做抗阻练习、柔韧和平衡锻炼，以增加肌肉力量，提高耐力和灵敏性，延缓肌肉衰减，预防摔倒；要做坐、卧位微运动，以维护眼、耳、鼻等重要感官功能，减少残疾。下面将对这些运动分别予以介绍。

6. 什么是适合老年人的有氧运动？

（1）概述。有氧运动是以有氧供能为主，通常有大肌肉群参与，连续、有节奏的一种锻炼方式。美国运动医学学会（ACSM）等权威机构专家的研究已经证实，有氧运动有助于心肺耐力的改善，可促进心血管的健康，也可以增强肌肉力量并改善老年人的平衡能力与灵活性，可以降低由不良生活方式所引起的疾病风险，如2型糖尿病和某些癌症。同时，坚持有氧锻炼也有助于增强家庭日常生活及自我照顾的能力，增加独立生活自理能力，减少依赖他人照顾的生活方式。

（2）**健康效益**。能改善身体健康的有氧运动见表2-4-1。适合老年人的有氧运动有步行、单车骑行等，其中步行时要抬头、挺胸、收腹、甩手、快步走，达到中等强度要求，才会有较好的健康效益。骑单车可以减轻对膝关节和髋关节的负重。有研究显示，水中练习可以提高有氧能力、增强下肢肌肉力量并改善膝关节或髋关节骨性关节炎病人的关节活动度。水的浮力可以减轻身体负重，消除运动中跌倒的风险，水温能舒缓及减少许多由运动造成的身体不适感。另外，慢舞是一种有趣且快乐的有氧运动，老年人通过跳舞可改善耐力、下肢肌肉功能、柔韧性、平衡能力、步态及灵敏性。

表2-4-1　能改善身体健康的有氧运动

类型	要求	建议对象	运动项目
A	技能和体能要求较低，中小强度	所有人	步行、慢速单车、水中有氧操、游泳、慢舞、广场舞等
B	技能和体能要求较低，中等强度	定期锻炼或至少达到普通体能水平的人	慢跑、跑步、划船、有氧操、动感单车、踏步机、快舞等

（引自：美国运动医学学会，《ACSM运动测试与运动处方指南》（第8版），2015）

（3）**建议**。

1）频率。每周≥5天中等强度体力活动，或每周≥3天较大强度的体力活动，或每周3~5天中等强度与较大强度体力活动相结合。

2）强度。低中高强度的活动组合安排，根据自己体力，不同强度的运动可交替进行。与安静状态相比，低强度运动时，呼吸频率和呼吸深度变化不大，呼吸平稳，活动期间可以唱歌；中等强度活动时感觉呼吸、心跳加快，用力但不吃力，不累，微微出汗，活动期间可以讲话但不能唱歌；高强度活动时运动中只能讲短句子，不能完整表述长句子。老年人常见身体活动强度见本书附录五。适合自己的运动强度也可用心率来确定，通常使用运动后即刻心率来测定，公式：适宜心率=170-年龄。比如，一位70岁的老年人运动后心率应在170-70=100次/分左右，即说明这个老年人的运动强度是合适的。

3）时间。每天坚持中等强度主动身体活动，如4 km/h快步走6000~10000步，大步走、慢跑、骑车、游泳40 min等，每天累计30~60 min（60 min效果最好），且保持每次至少10 min，每周共150~300 min；或者每天至少20~30 min，每周共75~100 min的较大强度，或者是同等运动量的中等强度和较大强度运动相结合。

4）方式。步行是老年人最常见的有氧运动方式，快步走是最简便、最有效的身体活动。有腰、腿痛者可根据自身情况选择游泳或骑自行车。

对于老年人而言，安全地开始一项有氧运动计划不是一件容易的事。同时，老年人应该根据自己以往体力活动习惯和身体状况选择不同的运动计划（表2-4-2）。老年人开始有氧锻炼时，应从较低水平开始，以适应锻炼者现有体力水平。例如，极少量体力活动和中度虚弱的老年人刚开始可以选择每周3天、持续20 min的中低强度有氧运动，如果开始完成20 min有难度，则可调整为10 min，还可以分为两个10 min来完成每日运动量，这是同样有效的。运动时间可以逐渐增加，每天增加的总时间为20~30 min。如果每天运动时间达到了上限，就可每周增加一个锻炼日，同时可将运动强度提升到中等。

表2-4-2 不同体力活动习惯老年人的运动计划

体力 活动习惯	每周 锻炼日	强度	强度 呼吸检测	每日锻炼 时间（分钟）	心率 （次/分钟）	活动 步数
久坐不动或极 度虚弱	3~5	小强 度	呼吸平稳， 可以唱歌	20~30	< 100	3000~3500
少量体力活动 或中高度虚弱	3~5	中小 强度	呼吸加快， 可以正常语 言交流	30~60	100~120	3000~4000
偶有体力活动 /中轻度虚弱	3~5	中等 强度	运动中只能 讲短句	30~90	130~140	>3000
经常活动/定 期加强运动	3~5	中高 强度	运动中只能 讲短句	30~90	130~140	>3000

7. **什么是适合老年人的抗阻运动？**

（1）**概述。**抗阻运动是指肌肉在克服外来阻力时进行的主动运动。抗阻运动是加强成年人肌肉力量、肌肉耐力和爆发力的最有效方法，也是延缓、阻止老年人肌力退行性降低的有效方法。老年人可根据表2-4-3中列出的肌肉功能的定义和举例选择性地进行抗阻锻炼。

表2-4-3 肌肉功能的定义和举例

分类	定义	举例
肌肉力量	有限次数内完成 最大力量的能力	移动或举起物体（如举重，举矿泉水瓶、沙包、 其他物体）
肌肉耐力	一段时间内持续 发力的能力	搬梯子（手臂和背部肌肉静态收缩）、爬梯子、 爬楼梯、弹力带（动态收缩）
肌肉爆发力	迅速发力的能力	移动中击打网球、不借助扶手抱起小孩并从椅子 上站起来

（2）健康效益。

1）延缓肌肉和关节退行性改变。肌肉力量和爆发力（特别是下肢）在40岁以后开始下降，65岁后则下降得更多。机体可通过定期的抗阻锻炼来延缓这种退行性改变。肌肉能力的部分丧失是不可避免的，就像顶级运动员无论怎样保持高强度抗阻锻炼都无法维持巅峰水准一样。

2）增加肌肉力量。对于多数受伤、患病的老年人来说，通过抗阻锻炼来增加肌肉力量是非常有效的途径，尤其对于年老体弱或久坐不动的人群。研究显示，抗阻锻炼可适度改善老年人的步行速度、坐位到站位的时间及长时间行走的能力。比如，同样是携带20 kg的行李箱，只能提起最重30 kg的人会比能提40 kg的人更易疲劳（肌肉耐力）。

3）防止跌伤。如果腿部力量较强，那么爬楼梯会更容易和安全，疲劳消除得更快。经常做抗阻锻炼的人在跌倒时爆发力强，全身肌肉平衡和协调能力强，手臂能快速移动，就能在倒地前快速反应来承受力量，防止跌伤。

（3）建议。

1）频率：每周≥2天，隔天锻炼一次。

2）强度：中等强度（伯格主观疲劳感觉中的5~6级，表现：心率和呼吸显著增加）到大强度（伯格主观疲劳感觉中的7~8级，表现：心率和呼吸大幅度增加），详见表2-4-4。

表2-4-4　伯格主观疲劳感觉

级别	感觉
0	没什么感觉，相当于静坐时体力消耗。
1	很弱，在桌前工作或阅读时的感觉，丝毫不觉得疲惫，而且呼吸平缓。
2	弱，如同穿衣服时出现的感觉，稍感疲惫或毫无疲惫感，呼吸平缓。
3	温和，稍感疲惫，可能轻微地觉察到呼吸。

续表

级别	感觉
4	稍强，感到轻微的疲惫，呼吸稍微上扬但依然自在。
5	强，感到轻微的疲惫，觉察到自己的呼吸，气息比4级还急促一些。
6	中强感到疲惫，呼吸急促，而且可以察觉到。
7	很强，势必感到疲惫，呼吸急促，可以与人对话，但可能宁愿不说话。
8	非常强，感到极度疲惫，呼吸非常急促，还可以与人对话，但不想这么做。
9	超强，体验到极度的疲惫，呼吸非常吃力，而且无法与人交谈。
10	极强，尽量避免经历第10级，在这一级将体会到彻底的精疲力竭。

3）方式：徒手或是负重练习（对8~10个大肌肉群进行锻炼，每天≥1组，每组重复10~15次）、爬楼梯和其他大肌肉群参与的力量锻炼。肌肉对抗阻力收缩是有效抗阻锻炼的基础，阻力可以是提升重物、拉弹力带、移动身体等多种方式，表2-4-5列出了不同类型抗阻锻炼的优点和局限性。

表2-4-5　不同类型抗阻锻炼的优点和局限性

类型	优点	局限	实例
自身体重	方式多样，成本低，练习方式同日常生活活动相似	阻力负荷难以改变，体重过大或受伤者难以完成	坐位起立、卷腹或俯卧撑、侧抬腿（站位或卧位）
组合力量器械	动作可控，负荷重量能调整和保持，易学易练	器械锻炼费用高，不适合受伤者	健身中心常用体育器械
自由重量器械	可模仿身体功能活动，锻炼环境要求不高，坐、站位都行，可进行单侧锻炼	必须提供器材使用的安全指南，配置不同重量的费用，握力较小或受伤者可能有抓握困难	哑铃和杠铃、踝关节和腕关节负重、家用容器灌装水或沙子

类型	优点	局限	实例
弹力带	练习动作多样，坐位或站立都可以进行，成本相对较低	阻力负荷较难控制，注意手腕的动作和扭伤风险，定期检查材料是否裂开或老化	不同握柄的弹力带、可一端固定于承重结构的弹力带
水中练习	适合关节炎等有疼痛症状的人群，增加社会交往，可通过水深调控关节受力	锻炼强度难以评估，需要游泳池设施，不适合对水恐惧者等。	泡沫浮力器材、腿和手臂阻力

4）组数。每一组从完成4~6次开始，逐渐增加到最大次数（10~15次）。每天1组，逐渐增加到2~4组，每组休息5~10 min。

推荐老年人在家里进行部分抗阻锻炼（表2-4-6），包括负重活动（移动或举起物体，如举哑铃、水瓶、沙袋或拉弹力带等）、坐位起立、卷腹、仰卧桥式挺臀、Y字形俯卧挺身、徒手半蹲和踮脚尖等，具体动作见本书第三部分。停止锻炼会导致肌肉力量、耐力、爆发力逐步消退。长时间停止锻炼后，重新恢复抗阻锻炼应从小负荷开始，以适应肌肉功能的退化状况。

表2-4-6　家庭式抗阻力运动定义和举例

锻炼部位	举例	所需器材和场地
上肢肌力	俯卧撑（男性）、屈膝俯卧撑（女性），持物出拳	床上、沙发上或垫子上，装水或沙子的矿泉水瓶
上肢肌力	不同力度的抛接药球练习、站立和行进间手持物体的抛起动作	药球，又称重力球、健身球
腰腹肌力	俯卧桥式挺臀、坐式卷腹、平板支撑	床上、沙发上和垫子上
下肢肌力	徒手半蹲、踮脚尖	靠墙或靠桌子

8. 什么是柔韧性锻炼?

(1)概述。 柔韧性锻炼指以特定的身体姿势或位置来牵拉伸展关节周围的肌肉和肌腱的方法。建议所有的老年人进行定期、规律的柔韧性锻炼,并把它作为整个完整锻炼计划的一部分,来保持或改善关节活动度。有研究证明,老年人的关节活动度可以通过柔韧性锻炼提高。建议每一个位置拉伸到适度的不适感,但非疼痛,并保持一定时间。如果为了增加特定关节的活动度,需要针对该关节进行锻炼。

柔韧性锻炼一般包括动力性牵拉(正踢腿、侧压腿等)和静力性牵拉(正压腿和压肩等)。老年人最适宜的拉伸方式是持续性或静态性拉伸,即缓慢地拉伸肌肉/韧带到某一位置后静止不动,保持15~60秒,例如,瑜伽、太极拳、慢走、快走、健美体操等。最近研究表明:这些传统锻炼方法能够改善身体柔韧性,尤其对于上半身柔韧性改善更为显著。

不同类型的静态拉伸可以增加所锻炼关节的活动度,ACSM指南建议重点锻炼颈、肩、后背部、腰部、骨盆、臀、腿等部位的主要肌肉群。拉伸锻炼方法的选择基于多个因素,包括日常的体育活动水平、各个关节的活动度。拉伸的体位包括站立、坐在椅子或地面上、躺在桌子或地面上。个人的偏好及下蹲到地面并站起来的能力差别可能会限制锻炼种类的选择。

(2)建议。

1)频率:每周≥2天。

2)强度:拉伸至感觉到拉紧或轻微不适。

3)时间:保持拉伸15~60秒,最多重复4次,共练习约10 min。

4)方式:任何可保持或是增加柔韧性的体力活动,缓慢地拉伸肌肉。静力拉伸优于快速拉伸。

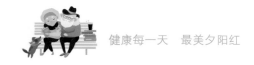

（3）锻炼方法。

1）热身：ACSM指南建议，柔韧性锻炼可在5~10 min的热身或放松练习后进行。此时肌肉温度适宜，采用正确锻炼方法即可获得最佳锻炼效果，且不易受伤。

2）循序渐进：柔韧性锻炼应从缓慢可控制的练习开始，进而进行大幅度关节活动度练习。对于那些喜欢进行力量练习的老年人，柔韧性锻炼可以作为基础练习。建议在一次锻炼中针对某个部位进行柔韧性锻炼并直到感觉到肌肉发热。

3）频率：各主要关节的柔韧性锻炼应每周2~3次，每个关节每周选择2~3天进行全面有针对性的练习。柔韧性锻炼有不同的难度指数，如延长动作练习时间、加大拉伸幅度（根据个人关节或解剖结构特征）等。总之，通过锻炼保持最适宜的关节活动度即为柔韧性锻炼的目标。

4）方式：我们常见的瑜伽和太极拳都是练习柔韧性的好方式，此外动力性牵拉（正踢腿、侧压腿等）和静力性牵拉（正压腿和压肩等）也常见，具体图示详见本书第三部分。

9.　平衡运动锻炼可预防老年人跌倒吗？

（1）概述。平衡是指在静态或动态动作中保持身体控制的能力。好的平衡能力基于位置的感觉与身体动作的快速整合，以及良好的预判与反应控制能力。反应控制指当平衡受到干扰时的快速矫正能力，例如，在地毯上绊到脚后跟快速恢复步行或在露天结冰地面滑倒时及时抓住栏杆。

好的平衡能力与生俱来，进入老年后会受损或下降，可能导致严重的后果。许多临床病症会损害平衡能力，如帕金森综合征、低血压、前庭功能紊乱或偶尔因某些药物的副作用所致等。平衡能力的增龄性退化主要包括感觉输入、运动能力、认知能力的下降，继而导致坐下、站立和移动过程中运动生物力学的改变。因此，专家建议那些经常性跌倒或行动不便者及所有出现功能下降的老年人都进行平衡运动锻炼。

肌肉无力与有跌倒史是跌倒的两大危险因素。建议老年人在运动计划中纳入力量、平衡、步态及稳定性锻炼以保证肌肉功能，预防跌倒。

灵活性是生理功能在多个方面的综合体现，也是老年人积极地进行独立生活的基本保证。灵活性在生活中无处不在，包括位置的变化（上、下床，使用自动扶梯等）、环境中的移动（如步行、爬楼梯或上、下看台等）和目的性的活动（如旅行、园艺、与孩子玩耍等）。灵活性是各种功能的综合，包括平衡、肌肉力量、耐力和爆发力、柔韧性、心肺耐力等。由于老年人身体功能下降和跌倒风险增加，因此，将平衡与灵活性纳入老年体力活动计划非常重要。

（2）建议。

1）频率：每周2~3天。

2）方式：多样化练习，包括通过逐渐增加动作的难度来减少其支撑力（双脚站立、半前后站立、前后站立、单腿站立），使人体重心发生变化的动力性运动（快慢交替走或是蹬自行车），脚跟、足尖站立，闭眼站立，太极拳等。一些研究表明，太极拳锻炼包含头部和颈部各个方向的缓慢且持续的转动、各种上肢运动与重心转换的配合、眼睛与手移动的配合、双脚支撑与单脚支撑的转换等，可以有效地改善平衡能力。

在不同水平完成一套具有挑战性难度的锻炼内容，锻炼者会失去平衡或产生不稳定感，但是仍在身体可控范围之内。平衡锻炼中，每个练习的强度和难度都需要循序渐进以获得良好的效果。日常生活中，平衡锻炼实例见表2-4-7和本书第三部分。

表2-4-7　日常生活中平衡能力锻炼

日常实例	难度分级	锻炼目标
大步行走，脚跟着地，踏上、踏下路肩，或跨过人行道上的裂缝（需要一定时间的单脚支撑）	双脚与肩同宽站立，双脚并拢站立，单腿站立等	逐渐减少支撑以增加难度
人群中随意移动避免碰撞他人，弯腰捡起掉落的物件	行走-停下-继续走，行走-停下-后退步-继续走，抛接药球或其他球类	有重心变化的动态动作
身体前倾拿起重物，踮脚从高处取物件	脚跟站立-脚趾站立，脚固定站立下的身体前后左右倾斜	稳定肌群的锻炼
脚尖走，脚跟、脚尖交替走，小步、大步交替走，行走时不使用扶手或辅助装置，行走时视线方向从一侧转向另一侧，向上、下、左右看，草地、岩石、斜坡上行走		提高神经-肌肉感觉的平衡能力
跳舞和有氧操（快慢交替走，长短步距结合的步行，转体、绕圈、向前和向后走）		全身肌肉平衡性
在尽量少的支撑下进行低重心大步走，重心从一只脚转移到另一只脚并进行弹跳，脚跟或脚尖行走时保持平衡，在健身球（如瑞士球）上完成俯卧撑、卷腹等平衡练习		提高下肢肌力、平衡与灵敏性
不同力度的抛接药球练习，行进间手持药球的大幅度动作		提高上肢肌力、平衡与灵敏性

10. 什么是立、坐、卧位微运动？

任何时间、任何地点都可以"动"，不拘形式，动则有益；老年人应拒绝"不动"，充分利用碎片时间，比如临睡前或醒后，以及等人、等车、候机等时间，可采取立位、坐位、卧位坚持做如下微运动，这将对老年人维持功能大有裨益。

（1）**手指梳头。**两手示指（食指）、中指、无名指弯曲成45度，用指头往返按摩头部1~2 min，可以加强脑部供血，强健脑细胞，促进入睡。

（2）**搓手捏臂。**先用手掌，后用手指、手背，双手反复用力搓1 min直到发热，再用双手揉捏手臂。

（3）**双掌揉面。**两手掌紧贴面部，用力缓搓面部所有部位1~2 min，浴面可以缓解精神疲劳。

（4）**搓耳捂耳。**两手大拇指和食指侧面紧贴耳下端，自下而上，由前向后，用力搓摩双耳1~2 min；然后用双手指插入耳内，顺时针旋转10次，突然抽出，再用双手指插入耳内，逆时针旋转10次，突然抽出。捂耳即以两手掌按压在两耳外，使耳听不到外界声音，2~3 秒后马上松开。每天坚持做，有利于维持听力。

（5）**叩齿转舌。**刷牙后，口唇微闭，上下牙齿相互轻叩，有利于坚固牙齿，然后分别左、右转动舌头10次。

（6）**运目洗眼。**运目即将眼球顺时针、逆时针各转动30次，然后闭目1~2 min，突然睁大眼睛；洗眼指取消过毒的小碗，内放纯净的温开水（约25~30℃），将眼放入水内，眨眼10次。这有助于强化眼部肌肉、预防眼病、维持视功能。

（7）**叠掌摩腹。**两掌重叠紧贴腹部，先顺时针再逆时针环摩腹部所有部位，重点在脐部及周围，共2~3 min，可以强健脾胃，促进消化吸收。

（8）**收腹提肛。**卧姿，鼓腹吸气，尽量提肛，收紧腹部呼气，每天做100~200次，可锻炼骨盆底部肌肉，预防脱肛、阴道壁膨出、前列腺肿大、肛门和尿道括约肌松弛。

（9）**搓脚踮脚。**右脚掌心搓摩左脚背所有部位，再用左脚心搓摩右脚背所有部位，然后用右脚跟搓摩左脚心，再用左脚跟搓摩右脚心，共2~3 min，可缓解神经衰弱、失眠、耳鸣等症状。

（10）**拍腿蹬腿。**将小腿抬起，双手搓热，从膝盖到脚踝，从两侧分别拍打小腿肚。每条腿拍打几分钟，直到双腿变暖为止。入睡前平躺在床上，双手紧抱后脑勺，由缓到急地进行蹬腿运动，每次半分钟，然后换另一条腿，反复8次。

11. 老年人有哪些锻炼误区？

（1）**强度大对身体好。**不少老年人有骨质疏松，剧烈的运动容易造成骨折。老年人的关节一般不太灵活，太剧烈的运动也容易造成关节脱位等。另外，过分剧烈的运动会造成心肺超负荷运转，对于有心脑血管病的老年人来说危险性很大。最好选择缓慢的运动，散步、太极拳、体操等柔和的运动比较适合老年人。

（2）**运动过度。**许多老年人认为运动越多越好，越劳累越有效果。但运动的目的不是让人疲劳，而是促进血液循环，增强肌肉和心脏的功能。如果过度运动，则会导致身体释放大量激素促进蛋白质分解产生能量来补充过度运动的消耗，造成身体组织的过多消耗，加快器官的衰老。而且过度运动会加重心脏的负担，超出其负荷能力，长期下去，会造成心脏功能衰退，反而对身体有害。

（3）**"倒着走路"增强腿力。**一些早晨在公园晨练的大爷大妈特别爱倒着走路，觉得这样更能达到锻炼的效果。殊不知，老年人的平衡性、视力、反应能力等有所下降，倒着走更容易引发意外，造成脊柱和髋关节、膝关节、踝关节意外受伤。

（4）**晨练越早越好**。有些老年人认为"早上空气清新"，晨练越早越好，因此喜欢天还没亮就出门进行锻炼，其实这是不科学的。实际情况是植物在夜晚释放大量的二氧化碳，早晨太阳出来前空气中二氧化碳含量较高，并且空气中的污染物经过一晚上的沉积反而较多，老年人一旦长期呼吸这些污浊的空气，将严重影响身体健康。所以，晨练应该安排在太阳出来后，并且不宜在车流量较大的马路旁进行，因为这些地方聚集有大量的二氧化碳和汽车尾气，对健康无益。

也有一些老年人以为晨练比暮练好，实则不然。早晨，人的血液黏稠度高，是心脏病发作的高峰期，糖尿病病人或身体虚弱的老年人早晨空腹运动容易导致低血糖的发生。一天中9：00—10：00、16：00—21：00两个时段，空气环境好、发生疾病的风险较小，是人体获得最佳锻炼效果的理想时段。也有报道称，下午5点是生物钟促进脂肪燃烧的"黄金期"。

（5）**爬山是最好的锻炼**。许多老年人有早起爬山的习惯，认为爬山是最好的锻炼方式，其实未必如此。俗话说"人老腿先老"，爬山时的负重比较厉害，不利于老年人保护膝关节。上山很累，增加心脏负担，膝关节负重基本上就是自身体重，而下山心脏负担有所降低，但除了自身体重以外，膝关节还要负担下冲的力量，这样的冲击会加大对膝关节的磨损。

（6）**仰卧起坐**。大多数中老年人的颈椎、腰椎或多或少有一些问题，再加上骨质疏松，因此做仰卧起坐很容易给颈椎和腰椎造成不可逆转的损伤。再加上此运动对头部的冲击较大，对于患有心脑血管疾病的人来说很容易造成血压升高，发生意外。为锻炼腰部肌肉，建议老年人做"仰卧桥式挺臀运动"，详见本书第三部分。

（7）**弯腰够脚面**。弯腰够脚面是一个非常好的伸展筋骨的方法，但

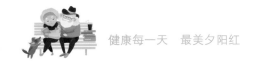
一些近几个月未做过此运动的老年人要十分谨慎，因为做这个动作极易给脊柱、骨骼、肌肉乃至血压等造成不良影响，比如，可能发生血压升高、跌倒、骨折，甚至肌肉拉伤等危险。

（8）**弯腰取物。**弯腰取物这个动作，如果用力不当，很容易闪到腰，致腰部扭伤，甚至引发腰椎间盘突出症。尤其对于中老年人来说，要巧用力，防止受伤。正确的做法是先将身体尽可能靠近物体，两脚分开，半蹲位，屈膝、屈髋，降低身体重心，保持腰背直立，使双手能握住物体，然后稳住重心停顿几秒钟，大腿用力，抬腰、直腰，再将物品从地面搬起来。取物、搬物时，注意保持后背直立，全身紧张用力，物品紧贴身体，应避免直膝弯腰取物。

（9）**蹲位起立。**老年人蹲位起立时要格外小心，先用手支撑地面，或扶住某一物体再站起来，以减轻腰、膝部的负荷。

（10）**上下楼梯。**老年人专门做上下楼梯运动的方式不可取，因为下楼梯像下山一样，很容易对膝关节造成损伤。如果出门必须上下楼梯，一定要抓住扶手，侧身慢行，千万不要看手机。

12.　老年人运动要注意哪些问题？

（1）**避免静坐少动。**老年人一旦习惯于静坐少动的生活方式，再改变就很困难。为防止运动半途而废，需要为每名老年人提供多种运动选择，以便满足个体的差异性需求，使每位老年人都能以一种积极的状态来生活，并且能够适应和保持这种状态。

在老年人开始锻炼的初始阶段，运动强度和运动量需要适当低一点，以后逐渐增加运动强度和时间（增加速度应比年轻人慢），而且应该针对有慢性病的对象制订个性化的锻炼计划，如果锻炼者由于身体状态的原因不能完成所建议的活动量，则应鼓励他们在能力范围内尽量多活动，以避免形成静坐少动的生活方式。当他们尝到运动的"甜头"后，就会喜欢上运动。

　　（2）**养成运动的习惯。**运动为主的主动身体活动是每天必需的生活内容之一，其能增进健康、愉悦心情。因此，老年人应将运动列入每天的时间表，培养运动的意识和习惯，有计划地安排运动，循序渐进，逐渐增加运动量，达到每周运动建议量。寻找自己有

小贴士

　　不积跬步无以至千里。身体需要通过每天吃好、动好，坚持良好的生活习惯才能健康。对于老年人，更要提倡符合自身情况的、科学安全的运动计划。为了活得健康，活得有质量，愿所有老年人都从今天开始，赶快科学运动起来吧！

兴趣的运动方式，并多种运动相结合，持之以恒，把天天运动变为习惯。

　　（3）**密切监控运动强度。**老年人的锻炼强度很难把控，因为常用处方药物的老年人可能会影响运动中的心率反应。建议使用伯格1~10级主观疲劳感觉表（表2-4-4），因其简单易学，且可用于多种类型运动强度监控。此外，老年人在运动时要注意几个基本原则：①适度运动，安全第一。②循序渐进，量力而行。③避免过度运动和剧烈运动。④运动前要热身；运动后要做整理活动，不宜立即蹲坐休息。⑤进餐前后1小时不宜运动，运动前后要补足水分。⑥炎热、酷寒、雾霾气候要避免户外运动。⑦少跪、少蹲、少爬山，过度运动有伤害。⑧运动中如感身体不适要立即终止锻炼，不能强忍坚持，必要时呼救。

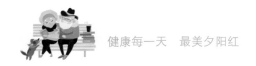

五、"睡"：睡眠充足，精力旺盛

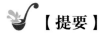【提要】

人的一生有三分之一时间在睡觉，睡眠与健康是"终生伴侣"，健康的体魄来自良好的睡眠。良好的睡眠可以延缓衰老。睡眠不足或过多都会导致身体出现很多健康问题。

良好睡眠应符合人体生物钟，做到按"时"睡觉，保证睡眠时间充足。老年人每天应保证7~8小时的睡眠时间，睡眠时间过少或过多都不利于健康；还要按"点"睡觉：每日22：00到次日6：00是身体休息和排毒的最佳时间。人体入睡后，不同器官也会进入"睡眠模式"，当人熬夜时，器官就被剥夺了休息的权利，长此以往，体内的毒素不能及时排出，长期积累，体内环境会失调，自身生物钟被打乱，陷入恶性循环。因此，为了健康，不要熬夜。午睡对老年人也非常重要，尤其是对睡眠质量差的老年人。

保证良好睡眠需要注意多方面的因素。良好的心态和饮食习惯，适度运动，睡前、醒后的活动，安静、适宜的环境，合适的卧具、睡姿都有助于提升睡眠品质。

【建议】

◎　要知道：每日22：00睡觉，次日6：00起床，符合人体生物钟。

◎　睡前：宜梳头、泡脚、微运动，不宜加餐，忌喝咖啡、浓茶，不做剧烈刺激活动。

◎　醒后：慢起床；按摩腹部，做提肛、伸腰、踢腿等坐、卧位微运动。

◎　午睡：时间0.5~1小时，做到"五不宜"。

◎　注意：不要熬夜、乱吃安眠药。

【解读】

1. **什么是良好睡眠？**

睡眠是一个复杂的生理过程，良好睡眠是指符合人体生物钟，睡眠时间充足，睡眠质量高，睡醒之后精力充沛。

（1）表现：①睡得快。上床15~30分钟就能睡着。②睡眠深。不易惊醒，睡姿变化不大，无惊梦现象，醒后很快可再次入睡。③自然醒。不依靠安眠药自然入睡，不受外环境影响睡得很深，一觉睡到自然醒。④醒后爽。早晨醒后起床快，白天精神好、头脑清醒、不困倦，干活效率高。

（2）原则：要想有良好睡眠就要坚持平和心态、合理饮食、适度运动，不要熬夜，不乱吃安眠药等。

2. **为什么要强调良好睡眠？**

足够的、高质量的睡眠是人类所必需的。睡眠与健康是"终生伴侣"。人一生中有三分之一的时间在睡眠中度过，以保障三分之二时间的

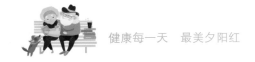

学习、工作和生活。

　　良好睡眠是身心健康的主要标志之一。世界卫生组织将"睡得香"定为衡量人体健康的指标。民间谚语说，"睡眠是天然的补药"。人体中的每一个器官紧张工作后都需要休息，睡眠是机体各组织器官自然、有效、可靠的休息方式。良好睡眠可提高机体的免疫力，使脑力和体力得到最好的恢复和维持，预防疾病，延缓衰老。

　　近期研究表明，良好睡眠有助于大脑排出废物，维持大脑功能。

3. 为什么要遵循人体生物钟睡眠？

　　人体生物钟实际上是人体内在的一个自然节律，是一个天然时钟，它以一天24小时为一个周期。简单地说，就是人体内有个机制，会在最合适的时间给各个器官发信号，告诉它们在特定时间段发挥各自的功能，维持身心健康。

　　人体熟睡时，许多器官在特定时间段进行生理代谢和排毒活动，长期睡眠不足会破坏生物钟节律，导致许多疾病的发生，出现睡眠障碍、内分泌失调、免疫力下降，损害健康甚至诱发疾病。因此，应遵循昼夜规律、季节规律，力求避免或减少对生物钟的干扰。做到生活起居有规律，改变自身干扰生物钟正常运转的不健康行为习惯，顺其自然，保持健康。

　　遵循生物钟睡眠的方法：①按时睡觉。人的最佳睡眠时间一定要遵循人体的生物钟。夜间最佳睡眠时间是晚上10点到清晨6点。此时为各个器官排毒（即排出各种新陈代谢废物）的最佳时期。如果在器官的排毒时间里人还处于清醒状态，就会影响各个器官的工作。②睡眠时间充足。老年人每天睡眠时间以7~8小时为宜。睡眠不足会导致精力不济、反应迟钝、记忆力衰退、免疫力降低、过早衰老。老年人过分恋床，睡眠时间过长，同样不好。美国癌症协会认为，身体长时间保持睡眠状态，会给心脏和肺带来不良影响，睡眠中人体的血液循环会减弱，血管和大脑容易出现血液循环障碍。睡眠时间过长，体能下降过多，进而加速身心老化。③午睡0.5~1小时。午睡是最佳的"健康充电"方式，午饭后稍做休息再午睡，可保证下午和晚上精力更充沛。

4. 为什么不要熬夜？

一些老年人退休后忙于打麻将、玩手机、看电视剧，甚至熬夜到午夜12点以后才睡觉，这样下去会导致人体生物钟紊乱，还会因此产生一系列不良反应，轻者食欲不振，免疫力低下，重者可能会危胁到生命。长期熬夜使机体生物钟紊乱，产生如下影响：

（1）**增加患慢性病的风险。**心脏只有在人体进入睡眠后才能减轻工作压力。熬夜会使心脏持续处于高负荷状态，进而增加了心脏缺血的风险。熬夜时，人处于紧张状态，得不到放松，造成血管收缩异常，血压比正常人高，长此以往容易增加高血压、糖尿病等慢性病的患病风险。

（2）**增加患老年痴呆的风险。**机体其他器官都有清除身体垃圾的淋巴系统，大脑却没有。而大脑又是人体结构最复杂、功能最精细的器官之一，在工作期间会产生不少废物。大脑皮层和海马堆积的代谢废物β-淀粉样蛋白在老年痴呆发生和发展中起到主导作用，睡眠质量差、记忆力差与β-淀粉样蛋白沉淀之间存在关联。最近有研究表明，睡眠有助于在夜间清除淀粉样蛋白，阻止这种有害蛋白沉淀和损害脑细胞。如果长期熬夜，大脑代谢废物增多，且错过排出大脑代谢废物的最佳时间，脑内代谢废物堆积，增加患老年痴呆的风险。

（3）**增加患癌风险。**经常熬夜的人免疫力下降，内分泌紊乱，影响人体细胞正常分裂，细胞更容易突变，增加了患癌的风险。

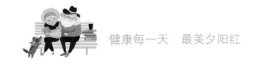

（4）**影响身体正常功能。**熬夜会影响消化、循环、神经、内分泌等多个系统的正常运行，一次或几次熬夜即可出现黑眼圈、面色发青、精神萎靡、食欲变差、便秘、脱发等。长期熬夜不仅会增加患慢性病的风险，还会影响精神状态，导致注意力分散，情绪容易暴躁或抑郁。

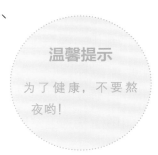

温馨提示

为了健康，不要熬夜哟！

5. **良好睡眠需要什么样的环境？**

（1）**温度适中。**卧室温度与睡眠关系密切，温度过高容易使人身心烦躁不易入睡，温度过低则会令人神经兴奋。有利睡眠的卧室温度应为20~26℃。

（2）**湿度适宜。**湿度通常会改变个人主观的身体感受，进而干扰整体的睡眠质量，适宜的湿度应为50%左右。

（3）**环境安静。**当周围环境发出的噪声超过70分贝就会使人无法入睡。安装隔音玻璃，使用合适的地毯、窗帘、耳罩等可以减少噪声的干扰。

（4）**光线柔和。**人体生物钟由脑内松果体"指挥"。松果体分泌的褪黑素能帮助睡眠，而褪黑素的分泌周期受环境光照强度的影响。光亮会抑制松果体分泌褪黑素，故睡眠时，寝室光线宜暗不宜亮。

6. **寝具选择有哪些科学讲究？**

寝具包括床、床垫、枕头、被褥等，合理选择寝具可使睡眠时身体处于最佳的放松状态，有利于睡眠，促进健康。

（1）**床垫硬度和弹性适中。**软硬适中的床，可以保持脊柱正常的生理弯曲，使肌肉不易产生疲劳。过硬的床增加肌肉压力，使人腰酸背痛，不得不时常翻身，难以安睡；过软的床则造成脊柱周围韧带和关节的负荷增加，肌肉被动紧张，久而久之就会引起腰酸背痛。

（2）枕头应安全、舒适。①大小。长度比肩膀稍宽一些。用太小的枕头，当翻身的时候，枕头就无法支撑颈部，还会影响睡眠时的安全感。②枕芯。软硬适中、透气、防潮、吸湿。对老年人来说，过于松软的枕头对头皮压迫面积大，会阻碍头部转动，不利于血液循环，而且容易使他们在翻身过程中不慎将脸埋在枕头中，从而影响呼吸，甚至造成窒息。另外，过于松软的枕头也容易造成"落枕"。③高度。"高枕无忧"是错误的！枕头太高，人睡觉时，颈椎会被垫高，结果会使人的颈椎、胸椎、腰椎不能在一条直线上。时间久了会导致一系列脊柱问题。判断枕头高度是否合适的简易方法：躺下时，下巴最低处若朝天，就表示枕头太低；若下巴往下压，则表示枕头太高；下巴保持水平，即是合适的枕头高度。

（3）被子。被子应轻一些、大一些，避免给身体增加负担。

7. 老年人夜睡前活动有什么宜和忌？

（1）微运动。睡前1~2小时宜进行立、坐、卧位微运动，包括按摩头、面、眼、耳、鼻和腹部，拍打手、肩、腰、髋、膝、腿，以及转舌、叩齿、提肛、伸腰、搓手等，可加强脑部供血、强健脑细胞、促进入睡，具体操作详见本书第三部分。

（2）泡脚。"睡前泡泡脚，胜服安眠药。"脚离人体的心脏最远，而负担最重，因此，这个部位最容易血液循环不好，用温热水泡脚可以促进血液循环，刺激足部养生窝，有利于睡眠，但要注意以下四个问题：

1）要调整好水温。温度不要过高，以40~45℃为宜；糖尿病病人以37℃左右为宜，因为如果水温太高，可能会被烫伤。有周围神经病变的病人对温度等不敏感，难于准确试出水温，极易被烫伤。家属应该在病人泡脚之前为其试水温，如果没有他人帮忙，可以应用温度计测量水温，以免烫伤。

2）泡脚时间不要太长。泡到全身发热，身体微微出汗即可。因为泡脚时人体血液循环会加快，时间太长会增加心脏负担，且血液会涌向下肢，可能会因脑部供血不足，感到头晕，尤其是患有心脏病、心功能不全者，以及有低血压、经常头晕的人，都不宜用太热的水或长时间泡脚。

3）水量要足。最好用较深、底部面积较大的木质桶或搪瓷盆，能让双脚舒服地平放进去，水深至少没过脚踝，保证足够的热量。

4）选好时间。睡前1~2小时为宜，不要在吃完饭后马上泡脚。

（3）**睡前1小时不宜加餐。**首先，如果加餐后未清洁口腔，残留的食物留在口腔中，会影响牙齿和口腔健康。其次，睡前加餐会加重胃部的负担，胃液分泌增多，胃黏膜易受损，容易引起慢性胃病。此外，由于能量不能及时消耗，睡前加餐还容易造成肥胖。更重要的是，睡前加餐也是造成失眠的原因之一。由于胃部要加紧消化食物，不能得到很好的休息，胃肠活动信息不断刺激大脑，大脑有兴奋点，人便不会安然入睡，易造成失眠多梦的情况。

（4）**忌喝咖啡、浓茶。**浓茶与咖啡中的咖啡碱会刺激中枢神经，使人兴奋，茶叶中的茶碱有利尿作用，会引起夜尿次数增多，降低睡眠质量。因此，睡前不能喝浓茶和咖啡。

（5）**忌剧烈刺激活动。**睡前应当尽量保持身体平静，避免太兴奋、太刺激的活动和剧烈运动。这些活动会使大脑处于强烈的兴奋状态，且在短时间里不会平静下来，影响入睡和睡眠质量。

8. **如何选择睡姿？**

睡姿不当，会惹一身病，睡姿正确，甚至能"治病"。选择睡姿要因人而异，健康成人宜选择仰卧和右侧卧位，两腿弯曲如弓状。睡姿选择见表2-5-1。

表2-5-1　睡姿选择

类别	姿势	特点	适应人群	不适人群
右侧卧	身体向右侧	可减少下腔静脉回流的血液量，减轻心脏压力；使胃液反流，造成向食管的酸性液体增多，易引起胃部灼痛；会影响右侧肺部运动	健康人、心脏病患者	肺气肿患者
左侧卧	身体向左侧	会压迫心脏、胃部，让人产生不稳定的睡眠	有食管回流者	胃病、急性肝病、胆结石患者
仰卧	身体平躺伸直，两臂平放两侧	呼吸自然，可以让头部、颈部和脊柱保持在中间位置，不压迫身体器官，全身肌肉均可松弛，身体能得到充分休息	健康人，脑血栓、颈椎病、腰椎间盘突出症患者	打鼾和有呼吸道疾病者
俯卧	趴着睡	有助于口腔异物的排出；但胸腹受挤压，吸气时胸部扩张受限，呼吸费力，久之则颈肩部肌肉易发生疼痛不适	腰椎病患者	心脏病、高血压、脑血栓患者

9. **老年人醒后应做哪些活动？**

（1）**按摩十个养生窝。**十个养生窝即眼窝、颈前窝、脐窝、腋窝、肘窝、手掌窝、颈后窝、腰窝、腘窝、脚窝。这些养生窝位于身体浅表部位，是血管、淋巴、神经丛汇集部位，每天按摩、拍打这些部位，有促进血液、淋巴液回流，刺激神经，提高免疫力的作用。建议老年人睡醒后不要急于下床，可先在床上按摩这十个养生窝，每个窝至少按摩10次或1分

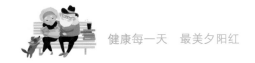

钟，具体方法详见本书第三部分。

（2）洗漱。①体位。先将膝关节微屈半蹲，接着向前弯腰，掂量一下腰部不痛不酸可以承受时，再开始刷牙、洗脸。洗漱盆不宜太低，过低会使腰椎过度向前弯曲，导致腰骶部剪力与负荷过大，易引发或加重腰痛。②温水浸脸。水温20℃左右。吸气后俯身把脸部浸入温开水中，缓缓用鼻子把吸入的气在水中呼出，然后把头抬出水面吸气，反复10~20次，再用温毛巾在面颊、额头、颈部来回摩擦，直到皮肤发红、发热。这对上呼吸道黏膜血管是一种有效的锻炼，可增强抵抗力。③温水漱口。经过一夜的睡眠，滞留口腔中的病菌会大量繁殖，早起后漱口，可以及时清除口腔中大部分病原微生物。

（3）喝杯温水。俗话说，"晨起一杯水，到老不后悔"。清晨是一天中补充水分的最佳时机，水在胃内做短暂的停留，除少量被胃吸收外，80%以上在小肠内被吸收入血液，保证细胞新陈代谢顺利进行，有利于刺激胃肠蠕动、防止便秘、降低血液黏稠度、促进血液循环，让人神清气爽，恢复清醒。

10. 老年人起床时应注意什么？

（1）动作缓慢。老年人起床需谨慎，起宜缓，做到慢翻身、慢起身、慢活动。睡眠时，人体各系统处于半休眠状态，清醒后，各系统功能的恢复需要一个过程。老年人如果身体不舒服或者有关节疼痛，在早上刚醒时也容易显现出来。老年人椎间盘比较松弛，如果突然由卧位变为立位，或有弯腰动作，可能扭伤腰背部，还可能影响神经系统。

（2）"三部曲"。患心血管疾病或比较虚弱的老年人，为了防止因突然改变体位发生意外，在起床时要做到"三部曲"，即三个"半分钟"：①先躺在床上半分钟，伸伸懒腰，舒展一下四肢关节；②起床后坐半分钟，这个半坐的体位使心脏和血管的负担开始加重，因为头在上面位置，但是腿还是平放在床上，是一个逐渐适应的过程。③双脚着地，坐在床沿，再等半分钟。这时心跳加快，脑供血状况逐步改善。

11. 为什么强调午睡？

（1）**人体睡眠节律。**日出而作，日落而息是自然规律。人的睡眠也有规律。人除了夜间睡眠外，在白天有一个以4小时为间隔的睡眠节律。在上午9点、下午1点和下午5点，有3个睡眠高峰，尤其是下午1点的高峰较明显。

（2）**补充夜间睡眠不足。**人老以后，由于生理与疾病的影响，致使夜间睡眠以浅睡为主，容易惊醒，睡午觉是一个很好的补充。对于晚间没睡好的老年人，午睡则更为重要。

（3）**让大脑得到充分休息。**我国不少老年人都有午睡的习惯，午睡可让大脑得到充分休息，以便有更好的精力进行下午和晚上的活动。

12. 午睡有哪"五不宜"？

（1）**不宜饭后即睡。**最好饭后半小时再午睡。刚吃了午饭，胃内充满了食物，消化机能处于活跃状态，如果饭后马上午睡会影响身体对食物的消化吸收，长期这样会引起胃病，还会导致大量的血液流向胃，使血压下降，大脑供氧下降，引起大脑供血不足。

（2）**不宜坐着、趴着睡。**坐着或趴着睡觉会减少头部供血，导致大脑缺血、缺氧，睡醒后易出现头昏、眼花、乏力等症状。若用手当枕头会使眼球受压，久而久之容易诱发眼病。趴在桌上睡还会压迫胸部，影响血液循环和神经传导，使双臂、双手发麻。最理想的午睡姿势应该是舒舒服服地躺在床上，平卧或向右侧卧，头高脚低。

（3）**不宜和衣而睡。**午睡时应宽衣解带，使身体彻底放松。

（4）**不宜对着风睡。**人在入睡后肌肉松弛，毛细血管扩张，汗孔张大，保暖不当容易患感冒或其他疾病。所以在午睡时要注意免受风寒。除了避免在空调、电扇直接吹向身体的地方睡觉，还要备上一条小毛毯盖住胸、腹部，以免受凉。

（5）**不宜超过1小时。**午睡时间太长会搅乱生物钟，影响晚上的睡眠质量。

13. 老年人出现睡眠障碍怎么办？

睡眠障碍是指睡眠量不正常以及睡眠中出现异常行为的表现，也是睡眠和觉醒正常节律性交替紊乱的表现。老年人主要表现为早醒和失眠多梦。

（1）**早醒。**睡到凌晨三四点甚至更早就会醒来，之后就再也睡不着了，或者是入睡很短时间就醒来，之后辗转反侧一两个小时才能再次入睡，一夜中反复出现。应对早醒的策略：①戒烟戒酒，饮食清淡，低脂、低糖、低盐饮食。②晚餐不可过饱、过晚。③不要早睡，晚饭后适量运动，如散步、听听音乐等，逐步做到十点钟上床。④有些老年人可能会因为消化功能不好而少食造成早醒。针对这类人群，可以在睡前加餐，但要注意适量、科学。

（2）**失眠多梦。**老年人由于神经细胞减少，脑功能退化，帮助睡眠的褪黑素分泌减少，再加上疾病折磨和一些心理因素、社会因素，容易导致失眠多梦，睡眠质量降低。主要特点为入睡困难，或者刚刚睡着又被周围的声响或噩梦惊醒，醒后再难以入睡。其应对策略：①调整好心态，不要焦虑，要有"一定能睡着、必须睡好"的信念。②白天足量运动，累了就容易睡着。③清淡少食，衣着宽松。④选择舒适的睡姿和寝具。

当出现疾病引起的暂时性失眠或重症精神病引起的睡眠障碍时，不要乱吃安眠药，必须在医生的指导下才能服用，否则可能产生药物依赖，损害肝肾功能，使反应迟钝，睡眠异常，甚至呼吸衰竭导致死亡。

六、"乐"：开心快乐，健康长寿

【提要】

随着我国人口老龄化进程加快，如何提升老年人的生命质量和生活水平，越来越引起全社会的高度关注与重视。而老年人心理健康与否对于老年人是否拥有健康的身体和生活状态具有非常重要的意义。

社会心理因素在许多慢性病的发生、发展中具有重要作用。因此，我们不能用单纯的生物医学模式来治疗老年人慢性病，而应当从生物、心理、社会三个层面去预防和治疗这些疾病。

人的心理与健康有着紧密的联系。关心自己的情绪，关注身体发出的信号，调整好心态，使自己经常处于良好的心理状态有利于身心健康、延年益寿；而不良心理状态和负面情绪则可能引发多种疾病，促使人体早衰。

快乐是广大老年人的一种追求。然而，快乐并不是与生俱来的，要靠自己去营造、寻找。天天用脑、用眼、动手、动腿，天天学习、开心、谨慎做事、避免伤害，使快乐、健康与长寿有机统一，力求做到"成功衰老"。

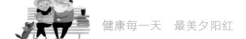
【建议】

◎ 要知道：笑一笑、十年少，活一天、乐一天。

◎ 动：天天动脑、动手、动腿，享受美食、美景，好心情。

◎ 学：天天用脑，不断学习；发挥余热，老有所为。

◎ 乐：忘记年龄、忘记烦恼、大度宽容，乐观向上，多参加活动。

◎ 慎：打麻将、玩手机、外出活动时要谨慎，避免刺激和不安全行为。

【解读】

1. 老年人天天开心有那么重要吗？

老年人常见的心身疾病（如高血压、冠心病、糖尿病、痛风、消化性溃疡、恶性肿瘤等）是以躯体疾病为基础，在发生、发展、转归和防治的过程中，以社会心理因素及性格缺陷为重要影响因素的疾病。因此，我们不能用单纯的生物医学模式来治疗这些疾病，而应当从生物、心理、社会三个层面去预防和治疗这些疾病。

这些疾病不能仅仅采用药物、手术等传统医学治疗方法，还应结合心理、营养、运动治疗，以及音乐、绘画、娱乐、旅游等手段，以培养健康生活方式为中心来预防和辅助治疗。这样的观点不仅被广大医务工作者所认同，也被许多老年人接受、推崇和实践。

人的心理与健康有着紧密的关系。管理好自己的情绪，使内分泌平衡，酶活性处于最佳水平，使身体内各器官的活动和功能协调一致，充分调动大脑及各个器官系统的活力，充分发挥身体潜能，提高免疫力来抵御疾病，保护身心健康，有利于延年益寿；而不良的心理状态，比如生气、焦虑、悲伤、恐惧、忧郁、敌意、猜疑、愤怒等会影响神经系统，以及心血管、消化等系统的功能，导致疾病发生，寿命缩短。

温馨提示

为了预防疾病、维持身体健康，老年人要力求做到天天开心、乐观向上。

2. **如何才能心情愉悦？**

（1）**要有爱好。**一个人在生活中有目标、有爱好（如学习、工作、读书、烹饪、运动或种花等），会使其感到生活充实、有成就感、心情愉快。

（2）**善于寻找快乐。**唱歌跳舞，欣赏音乐，听听相声，看看喜剧、电影或综艺节目，让自己被欢乐气氛感染，一天多几次开怀大笑。

（3）**多交朋友。**常与朋友相聚、畅聊，既能增长见识、交流信息，又可增强信心和勇气，排忧解难。

（4）**不要钻牛角尖。**看待任何事物都不能认死理、钻牛角尖，要学会换位思考，从不同角度去看待事物、分析问题，寻找合理解决问题的方式、方法。

（5）**人际关系融洽。**在生活中，要做到宽容大度，若遇事斤斤计较，于人于己都不会快乐。做人做事要大度一点，工作顺心、家庭幸福、关系融洽，会给别人和自己带来欢乐。

（6）**知足常乐。**保持平常心，不去追逐名利，知恩图报，惜福造福，珍惜今天，享受快乐。

3. **老年人需要玩手机、用微信、学电脑吗？**

有人说，"人老了，不需要学新知识，也玩不转手机、微信、电脑"，这是一种消极的观念。至今健在的一些90岁以上的科学家（包括营养学家），他们用电脑、玩手机，还在为人类社会的发展发挥余热，他们是老年人"成功衰老"的榜样。老年人要不断学习新知识、新技术，尤其要学习一些保健知识，通过这些现代科学技术更多地融入和享受现代信息生活，跟上时代步伐，并且可以通过多种方式与家人、同事、朋友、邻居等进行交流，使老年生活更加丰富多彩。此外，老年人不断学习既获得了新知识，学到了科学养生保健的好方法，还锻炼了大脑，增加了手指灵活性，有利于身体健康。

但是，有些老年人一使用手机、电脑等电子设备就像上了"瘾"一样，长时间"机"不离手，这样下去会伤害眼睛，危害健康。因此，建议老年人一次使用手机、电脑等电子设备的时间控制在半小时以内，使用后可做眼部按摩保健，站起来活动活动；同时多补充深颜色的蔬菜和水果，以及富含优质蛋白质的食物。

4. 如何培养琴棋书画等高雅兴趣？

"树老怕空，人老怕松"，老年人退休了，生活节奏可以放慢一些，但绝不要懒散、松垮。没有目标、没有兴趣爱好，宅在家里、封闭自己，很容易生病。

不少老年人参加老年大学，根据自己的爱好和条件，选择学习琴棋书画、电脑、唱歌等文艺活动及各种体育活动，培养兴趣、不断充电；或者通过参加丰富多彩的社交公益活动，如垂钓、养花、植树、旅游等，结交朋友。这些有益的兴趣活动可愉悦心情、排除杂念、活跃思维，有利于维护身心健康。

5. 老年人打麻将要注意什么问题？

打麻将规则简单，容易上手，但技巧灵活、变化多端，还集益智性、趣味性、博弈性于一体，深得群众喜爱。

老年人理性、科学地打麻将有助于健脑、减压、增进社交，但是不能痴迷，建议打麻将的老年人做到"五要""五不要"。"五要"：多动手、多用脑、多走走、多洗手、打小麻将；"五不要"：不吸烟、不熬夜、不激动、不久坐、不憋尿。重点做到以下几点：

（1）**不能长时间打麻将。**打麻将时间一长，容易用眼过度，患有白内障、黄斑变性、高血压的老年人，更要注意用眼卫生，避免情绪激动。

（2）**不能久坐。**俯视、久坐容易造成颈、腰部损伤及下肢静脉栓塞等问题，久坐憋尿容易引发前列腺疾病。因此，打麻将期间切忌久坐，最好每半个小时就起身活动活动，比如举手、伸腿、伸腰，一起一坐、踮脚甩手、极目远眺等。

（3）**避免精神高度紧张。**精神高度紧张对于老年人的心脑血管健康十分不利。患有高血压、心脏病的老年人要注意，防止过于兴奋激动引发并发症，并发症严重时甚至会危害生命。

（4）**避免污浊环境。**通风不好的室内环境，容易引发上呼吸道感染及哮喘等；坐在风口或路边打麻将，容易感冒和遭受粉尘、汽车尾气等污染。

6. 老年人心情不好的时候，家人及朋友需要做些什么？

（1）**及时开导。**发现老年人心情不好时，家人要有针对性地做好交流、解释、说服、劝慰等工作。及时了解影响老年人心情的原因，有针对性地解决老年人的困扰，使老年人及时得到帮助。

（2）**鼓励出门。**鼓励老年人多出门走走，多和其他人交流。例如，和其他老年朋友一起晨练、打拳、跳舞、逛公园等，或者到老年大学进修。如果身体及经济条件允许，还可与其他老年人结伴同游。呼吸新鲜空气，欣赏自然风光，能够帮助老年人放松心情，提高愉悦感。

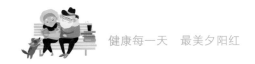

（3）**亲情支持。**家人永远是老年人最重要的精神支柱，定期安排家庭活动，经常关注老年人生活及身体健康，让老年人感受到家人的支持，尽情享受天伦之乐。

7. 如何预防老年抑郁？

抑郁症是影响老年人心理健康的主要精神疾病之一，严重危害老年人的身心健康，是诱发老年人产生自杀念头和导致自杀的重要危险因素。此外，抑郁症会严重影响认知功能，还影响注意力、言语、抽象思维能力，甚至增加老年人发生痴呆的风险。因此，要提前预防，防患于未然。

（1）**运动预防。**鼓励老年人多参加运动和集体活动，避免孤独。如打球、跳舞等运动不仅能锻炼身体，还能增进与他人的沟通交流，改善老年人的情绪、身体微循环及各项身体机能，起到增进健康、缓解抑郁、延缓衰老的作用。

（2）**食物预防。**研究表明，血清胆固醇低于正常值者，出现抑郁症状的相对危险性明显增高，抑郁症病人的同型半胱氨酸水平升高。因此，预防老年抑郁症可从饮食方面入手，多吃一些富含碳水化合物（如全麦面包、糖果、糕点、巧克力等）、B族维生素（叶酸、维生素B_6、维生素B_{12}）和维生素C的食物（如菠菜、葡萄柚等新鲜、应季的蔬菜与水果），以及含优质蛋白质的食物（如鸡蛋、牛奶、鱼等），这些食物能够在一定程度上使人愉悦、安宁、镇静。同时，要注意荤素搭配，营养均衡。

（3）**心理预防。**其实老年人最需要的就是子女给予精神上的关心和慰藉。因此，子女要多花时间陪伴老年人，给他们以精神安慰，使老年人保持轻松愉快的心情，防止抑郁症发生。多结交朋友，多参加社交活动也是重要的心理预防措施。

8. 如何预防老年痴呆？

痴呆不仅对患者是一种严重的致残性疾病，而且对其照护者和家人也常常是一种摧残。目前，全球痴呆患者人数估计为3560万，专家预计到2030年，这一数字将翻一倍，2050年则增加至三倍以上。痴呆已经成为公共卫生的重大挑战。世界卫生组织和国际阿尔茨海默病协会于2012年共同发布了《痴呆：一个公共卫生重点》的报告。

痴呆是指由神经退行性病变、脑血管病变、感染、外伤、肿瘤、营养代谢障碍等多种原因引起的，以认知功能缺损为主要临床表现的一组综合征，有50%～70%的痴呆类型是阿尔茨海默病。高龄是老年痴呆的一个独立重要危险因素。据调查，我国55岁及以上老年痴呆的患病率为2%～4%，65岁及以上为5%～10%，85岁及以上为20%～50%。

阿尔茨海默病的主要病理特征是大脑萎缩、脑组织内老年斑、脑血管沉淀物和神经元纤维缠结等，临床表现为认知和记忆功能不断恶化，日常生活能力进行性减退，出现认知障碍，并有不同的神经精神症状和行为障碍。近年来，许多专家学者从多方面致力于其发病机制和病因学的研究，提出了许多假说，如β-淀粉样蛋白学说、Tau蛋白过度磷酸化学说、钙稳态失衡学说、炎症和免疫学说、自由基学说、胆碱能学说和微量元素学说等。但是，由于其病因和发病机制复杂，至今尚无定论。目前该病症尚无有效的治疗方法，因此预防老年痴呆，减少其发病率要摆在头等地位。

（1）合理饮食。经常适量摄入富含维生素 B_{12}、叶酸、维生素E、维生素C的食物，多吃坚果和种子类食物（核桃、黑芝麻），多吃黑米、黑豆、蓝莓、桑葚、紫甘蓝等富含花色苷和花青素的食物，坚持一日一蛋。在饮食上做到"三定"——定时、定量、定质，"三高"——高蛋白、高不饱和脂肪酸、高维生素，"两低"——低脂肪、低盐，"两戒"——戒烟、戒酒。老年人还要注意培养健康的生活方式，预防心血管疾病的发生。

（2）**坚持用脑。**晚年仍要坚持进行阅读、下棋、弹琴、玩游戏等脑力活动，保持头脑清醒，使大脑始终处于运转、学习的状态，保护认知功能，防止脑功能衰退。一些电子游戏能够提高老年人的动手、动眼、动脑能力，具体玩法见本书第三部分。

（3）**保护大脑。**保护好大脑，避免各种损伤。澳大利亚阿尔茨海默病协会2005年发起"留意你的大脑"项目，列出了心血管疾病的危险因素——不健康饮食、吸烟与饮酒，以及预防头部创伤等降低痴呆风险的"标杆"措施。

（4）**多做运动。**积极坚持锻炼，进行自己喜欢的、力所能及的体育运动，如散步、游泳及太极拳等，有利于预防大脑退化。

（5）**食药调理。**用银杏、茯苓、红枣、山楂等药食同源的食物进行调理。要注意接受专科医生的指导，因人而异，不可自行其是，随意乱补、滥用。

（6）**家庭支持。**老年人到了较高年龄可能产生失落感、性格变异，这时很需要家庭支持、家人关爱。多陪陪老年人，尊重老年人，鼓励老年人多料理日常生活、参与社会活动，不脱离社会，有益于维护大脑功能。

9. 维持大脑健康有哪些营养措施？

（1）**合理平衡膳食。**提倡以蔬菜、水果、坚果、大豆等植物性食物为主，注意吃富含优质蛋白质的蛋、奶、禽、鱼肉，富含n-3多不饱和脂肪酸的海产品，少吃含饱和脂肪酸较多的畜肉类，以及精制糖、甜饮料。痴呆高危人群、认知功能已经出现障碍的老年人要严格地按照《中国居民膳食指南（2016）》的建议，坚持食物多样化，坚持摄入较多的蔬菜水果，坚持摄入适量的肉类。

（2）**摄入充足的维生素、抗氧化成分和植物化合物。**维生素可预防高同型半胱氨酸血症，给予大脑营养支持和保护大脑神经组织。其中，维生素B₁、维生素B₂、烟酸对大脑葡萄糖氧化放能有重要作用，维生素B₆、维生素B₁₂、叶酸对降低总同型半胱氨酸水平有重要作用，维生素C、维生素E对减轻氧化损伤、延缓血浆和脑脊液中脂蛋白氧化反应有着重要作用。研究表明，蔬菜水果膳食模式评分较高（蔬菜水果摄入较多）的人比该模式评分较低的人患有认知受损的风险低40%，反映了蔬菜水果摄入越多，患认知受损的风险越低。

研究表明，补充维生素B₆、维生素B₁₂、叶酸、锌、硒等复合营养素，以及蓝莓、银杏、茶多酚提取物可有效改善老龄大鼠的认知和运动功能，并用这些抗氧化成分制成复合制剂对60名60岁及以上有轻度认知障碍的老年人进行干预试验。结果表明，补充 B 族维生素、蓝莓和银杏叶提取物等复合制剂能有效改善老年人的认知功能，并提高其体内的抗氧化维生素水平。

（3）**常吃含胆碱丰富的食物。**胆碱是合成卵磷脂、神经鞘磷脂、磷脂胆碱、乙酰胆碱的重要原料，参与体内亲脂乳化、甲基化、乙酰化、磷酰化、氧化及水解作用，神经细胞和神经递质的组成，尤其在维持空间记忆和记忆存储细胞的形态和分布方面有不可替代的作用。富含胆碱的食物有蛋类、动物肝脏、花生、绿叶蔬菜、马铃薯、大豆等。

（4）**膳食补充剂和益生菌。**除了以上饮食措施外，还可考虑补充复合B族维生素和抗氧化成分的营养素补充剂，也可增加一些有益生菌和益生元的饮品或制剂，以及一些含益生菌和益生元的食品，例如发酵过的谷类、豆类、奶类、蔬菜制品等。

10. 如何维持大脑健康？

老年人除了采取以上饮食措施外，还要采取以下措施，以全面维持大脑的功能和健康。

（1）**身体活动**。这是大脑活动后的积极休息方式，也是紧张、持续的大脑活动后恢复脑力的有效措施。养成体力、脑力活动交替进行的生活习惯，每天户外身体活动2~3次，每次活动半小时。为了有效预防痴呆和慢性病，还非常需要进行中等强度的活动，详见本书第二部分。

（2）**养成爱学习、勤思考的好习惯**。许多研究证实，受教育程度较低是老年痴呆的危险因素，进行较多复杂的脑力活动可预防老年痴呆的发生。爱学习、勤思考可扩大脑容量，增加认知储存，促进神经元活动，增强心理承受能力，保护个体避免认知功能减退，防止痴呆发生。

（3）**鼓励老年人参加社会和生产活动**。鼓励老年人参加各种活动，例如，老年大学的各种学习活动、兴趣活动，拜访朋友亲戚，当志愿者参与社会活动和公益活动，等等。这些活动对老年人增进友谊、排解孤独、提升修养品味、选择积极的生活态度和健康的生活方式、预防自我封闭和抑郁痴呆、减少疾病，以及减轻家庭和社会负担都有重要作用。

（4）**注意释放精神压力，持续保持乐观的情绪**。长期、持续的精神压力会诱发神经炎症反应，产生神经元功能损伤，最终导致老年痴呆发生。长期紧张、忧虑、恐惧、烦恼、愤怒的老年人发生老年痴呆的概率较高。缓解老年人的生活压力，不仅可以防止老年痴呆的发生，还可以预防身心疾病（如胃溃疡、高血压及其他心血管疾病）的发生。

（5）**保证睡眠**。睡眠是恢复体力和精力的生理过程，是释放、缓解体力和脑力压力的重要措施。许多研究显示，长期睡眠不好会导致认知功能下降，诱发老年痴呆。睡眠异常可增加脑组织淀粉样斑块堆积，进一步影响睡眠。改善睡眠质量的实用知识和方法见本书第二部分。

（6）**避免受伤害**。老年人不仅要防止身体受伤害，也要避免精神上受伤害。目前，老年保健的广告很多，老年人要多动脑筋，多分析，多与儿女、朋友交流，以便做出正确判断。同时，通过权威的部门、网站等途径去了解、甄别广告的真与假，不要上当受骗。当身心受到伤害时，身体会感到不适，甚至出现症状和生命危险，这是身体对伤害的反应，老年人千万不要强忍，家人也要关心老年人，帮助其及时处理。当老年人患疾病时，要持平和的心态和积极乐观的态度，不要过度检查、过度治疗、过度抢救，以免给身体带来更多的伤害。

11. **如何认识"成功衰老"？**

　　"生、老、病、死"是所有生物都无法逃避的客观规律。随着社会进步和生活改善，且得益于现代医疗科技的发展，人类的平均寿命比祖先延长了很多，但是依然不能逃脱这个客观规律。老年人面对能力丧失时，应该承认现实，并采取积极乐观的态度，坚持合理健康的生活行为，避免或减少疾病折磨，力求做到"成功衰老"。

　　"成功衰老"者一生是幸福的，一般没有严重疾病的折磨，也没有影响生活的残疾，有较高的体力和智力，具备独立自理生活能力，还能学习工作，出门参加活动，自我感觉健康幸福。

　　"成功衰老"者也可能伴有一种或几种疾病，但病得不重或有轻度残疾，绝大多数时间能生活自理，不需要他人照顾；视力、听力、体力、智力有所下降，但能看得见、听得见、吃得进、排得出、走得动、睡得着，不影响基本生活；虽然遇到的事多、人多，但能持积极态度从容面对，能处理好家庭关系和人际关系，不会抑郁自闭。"成功衰老"者在临终前所受的折磨和痛苦较少。

　　老年朋友们，只要将"成功衰老"的理念融入每天的生活实践中，天天开心快乐，身体健健康康，就一定会有一个幸福的晚年生活。

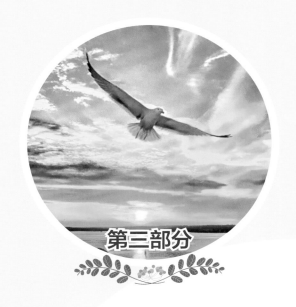

第三部分

生活实践篇

一、"健康每一天"安排建议及其生物钟图

1. **一天生活安排建议**

　　老年人"健康每一天"安排建议见表3-1-1，表中英文字母及其对应的粗体字代表该项有多种活动，并标在图3-1-1的"生物钟图"里。比如，图和表中的"C活动"表示"学习、工作、家务、购物、户外活动等"多种活动，粗体字"活动"为这一大项活动的代表词。

表3-1-1　老年人"健康每一天"生活行为安排建议

编号	时间	一天生活行为安排建议
A	06：00	床上微运动、**起床**、喝温水、排便
B	07：00	洗漱、准备**早餐**、吃早餐、漱口刷牙
C	09：00	**学习**、工作、家务、购物、户外**活动**等
D	10：00	喝水或加餐，吃水果，坚果，漱口，**活动**
E	11：00	准备**午餐**、吃午餐、漱口刷牙
F	13：00	**午觉**、喝水
G	14：00	学习、工作、家务、购物、娱乐**活动**
H	16：00	喝水或加餐，吃水果、坚果，漱口，散步，户外**活动**
I	17：00	准备**晚餐**、吃晚餐、漱口刷牙
J	19：00	看电视、听音乐、散步**活动**
K	20：00	喝酸奶、喝水等，膝、腿、髋、腰**活动**

续表

编号	时间	一天生活行为安排建议
L	21：00	泡脚或洗澡、睡前坐、卧位微运动等活动
M	22：00	临睡前喝几口水，睡觉7~8小时

2. **"健康每一天"生物钟图**

将表3–1–1老年人"健康每一天"生活行为安排建议用图3–1–1
表达出来。图的内圈代表0—12点，外圈代表12—24点。相同的颜色为
同类的活动，绿色表示进餐活动，蓝色为夜睡活动，黄色为白天和晚上
的其他活动。

此生物钟图告诉人们，要按照人体生物钟节律，按时起床，按时睡
觉，按时吃饭，按时学习、工作、活动，像这样比较有规律地生活，将十
分有利于身体健康。

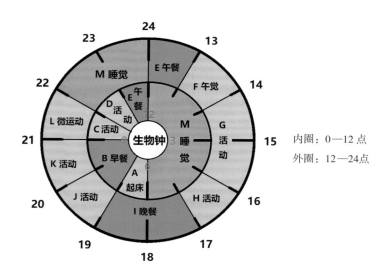

图3–1–1　老年人"健康每一天"生物钟图

二、老年人一日三餐食谱建议

　　老年人应合理安排膳食，三餐及加餐均应定时定量，且膳食结构合理，比例恰当。为了更好地帮助老年人实践平衡膳食，获取全面、均衡的营养，我们从食物选择和膳食推荐量方面对老年人的一日三餐进行了膳食安排和食谱设计，并采用图表的形式为老年人一日三餐的饮食安排提供参考。希望通过对这些图表的认识，老年人能更加理解和掌握平衡膳食的核心内容，并将其落实到一日三餐的饮食中。

1. 老年人一日膳食安排

　　一日三餐膳食安排见表3-2-1，老年人每日建议食物摄入量及三餐分配见表3-2-2。健康老人也可与年轻人一样，一日用三餐，此时表中的加餐食物即可放在正餐食用。

表3-2-1　一日三餐膳食安排简表

餐次	就餐时间	能量	食物推荐
早餐	7：00—8：00	25%~30%	1~2种主食，1个鸡蛋，1杯牛奶，另有蔬菜和水果
午餐	12：00—13：00	30%~40%	2种以上主食，1~2个荤菜，不少于2种蔬菜

续表

餐次	就餐时间	能量	食物推荐
晚餐	17：30—18：30	20%~25%	主食含2种及以上食材，1个荤菜，不少于2种蔬菜，1个豆制品
加餐	10：00	5%~10%	多选择水果、坚果、乳制品、点心等
	16：00	5%~10%	

表3-2-2　老年人每日建议食物摄入量及三餐分配

食物种类		建议食物摄入量	餐次分布			
			早餐	午餐	晚餐	加餐
盐		5 g	√	√	√	√
油		20~25 g	√	√	√	
奶及奶制品		300 g	√			√
大豆及坚果类		30~50 g				√
畜肉类		50 g		√		
鱼虾禽类		50~100 g			√	
蛋类		25~50 g	√			
蔬菜类		400~500 g	√	√	√	√
水果类		200~400 g	√			√
谷薯类 200~350 g	全谷物和杂豆	50~150 g	√	√	√	√
	薯类	50~100 g		√	√	
	其他谷类	100~150 g	√	√	√	√
水		1500~1700 ml	√	√	√	√
调味品		酱油和豆瓣酱等含盐量较高，尽量少用或不用（20 ml酱油含3~5 g盐，20 g豆瓣酱约含3 g盐）				

2. 老年人一日参考食谱举例

（1）一日参考食谱。老年人一日参考食谱见表3-2-3。

表3-2-3 老年人一日参考食谱

餐别	食物名称	原料	重量（g）	各餐能量比（%）
早餐	荞麦馒头	苦荞麦粉	15	26
		小麦粉	60	
	蒸鸡蛋	鸡蛋	50	
	牛奶	牛奶	100	
	凉拌黄瓜	黄瓜	100	
		橄榄油	5	
	早餐用盐	食盐	1	
加餐	苹果	苹果	150	5
午餐	杂粮饭	大米	60	29
		玉米糁	15	
	肉末豆腐	南豆腐	100	
		瘦猪肉	40	
	清炒圆白菜	甘蓝	200	
	午餐用油	菜籽油	12	
	午餐用盐	食盐	2	
加餐	酸奶	酸奶	200	14
	香蕉	香蕉	150	
晚餐	清蒸鲈鱼	鲈鱼	75	26
	青菜蘑菇	青菜	150	
		蘑菇	50	
	杂粮米饭	大米	60	
		玉米糁	15	
	晚餐用油	菜籽油	12	
	晚餐用盐	食盐	2	

（2）参考食谱使用说明。

1）食谱中所列食物均指食物原料的生重。

2）一日食谱营养成分分析：能量1789 kcal，碳水化合物253 g（57%），蛋白质72 g（16%），脂肪54 g（27%）。

3）日常应用中应同类互换：以粮换粮、以豆换豆、以肉换肉。例如，大米可以和面粉、淀粉或杂粮互换；瘦猪肉可以和等量的鸡、鸭、牛、羊、兔肉互换；鱼可与虾、蟹等水产品互换；豆类及豆制品互换量为：大豆（黄豆、青豆、黑豆）50 g相当于北豆腐145 g、南豆腐280 g、内酯豆腐350 g、豆腐干110 g、豆腐丝80 g、素鸡105 g、腐竹35 g、豆浆730 g；鲜牛奶100 g相当于酸奶100 g、奶粉15 g、奶酪10 g。

4）胃肠功能正常者可适当增加粗粮比例。

（3）一日参考食谱图示。

早餐、午餐、晚餐图示分别见图3-2-1、图3-2-2、图3-2-3。

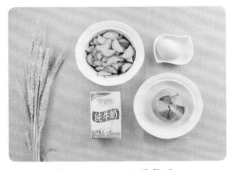

图3-2-1 一日早餐图示

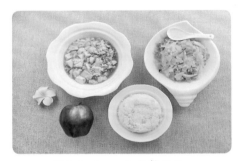

图3-2-2 一日午餐图示

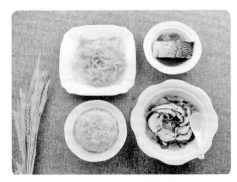

图3-2-3 一日晚餐图示

三、适合老年人喝的自制饮料

1. **五谷豆浆**

（1）**原料**：黄豆、黑豆、红豆、小米、花生仁、核桃仁，总量不应超过豆浆机量杯。

（2）**制作方法**：将黄豆、黑豆、红豆、小米、花生仁、核桃仁分别冲洗干净，然后用清水浸泡置冰箱过夜，将所有原料和浸泡液倒入豆浆机中，加水至适宜刻度，启动豆浆机。可用蜂蜜或白糖调味。

（3）**营养特点**：营养比单一的黄豆豆浆更加均衡全面，含多种优质蛋白质。

（4）**提示**。放冰箱浸泡过夜，可避免浸泡过程中受微生物污染，还可充分利用浸泡液中含有的水溶性维生素和矿物质；最好连渣带浆饮用，也可将渣加入奶粉、鸡蛋、发酵粉等，煎饼食用。

2. **杏仁芝麻奶茶**

（1）**原料**：牛奶500 ml，杏仁、芝麻各20 g，红茶1小包（或10~15 g）、蜂蜜根据个人喜好适量。

（2）**制作方法**：将杏仁、芝麻用烤箱烘烤至出香味或用小火炒出香味，晾凉，研成细末，备用；将红茶煮成茶汁兑入牛奶中煮沸，加入杏仁、芝麻细末和蜂蜜搅拌均匀即可。

（3）**营养特点**：可以补充多种优质蛋白质、钙、不饱和脂肪酸和维

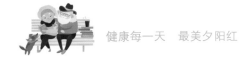

生素等。

（4）**提示**：芝麻粉放玻璃瓶中储存。

3. 果蔬汁

（1）**原料**：苹果（半个）、胡萝卜（半根）、柠檬汁（10 ml）、柳橙（半个）。

（2）**制作方法**：将苹果去核和外皮，胡萝卜切成长条放入果蔬机中，柳橙榨汁倒入果蔬机，根据个人口味调入柠檬汁即可。

（3）**营养特点**：补充维生素和膳食纤维，加入蔬菜可降低饮品中的糖含量。

（4）**提示**：可根据个人喜好，将原料调整为芹菜、藕、西红柿、慈姑，杧果、柚子、牛奶等。切开后已变色的原料可加入一些柠檬汁，能起到一定的护色作用。

4. 菊花饮

（1）**原料**：菊花、金银花、枸杞、薄荷、百合各5 g。

（2）**制作方法**：先用冷水洗净，沥干水，再用鲜开水冲泡；可加入少量冰糖调味。

（3）**营养特点**：菊花含槲皮素、芹菜素、甾醇，金银花含绿原酸、异绿原酸，枸杞含枸杞多糖、β-胡萝卜素等植物化合物，中医上有平肝明目、清热解毒的作用。

（4）**提示**：先熏眼，后饮用，有利于眼健康。此饮适合老年人夏天使用，特别适合用眼过度、感觉双眼干涩的电脑族、手机族朋友。

四、阅读食物标签要点

食品标签是指食品包装上的文字、图形、符号及一切说明物。在预包装食品（即通常指的包装食品）外包装上，食品标签的标注内容一般包括食品名称、配料、生产日期、生产厂家、保质期、营养标签、净含量等。这些信息可以帮助老年人了解食品的营养信息和特征，并根据自己的健康需要选择食品，如患糖尿病或高血脂的老年人应尽量选择低糖、低脂的食品。因此，老年人选购食品时应注意食品标签，重点掌握食物标签的阅读要点和应用。

1. 食品标签阅读要点

（1）食品类别。食品类别可反映食品的真实属性，且类别名称必须是国家许可的规范名称。许多食品类别的名称仅相差一字就属于不同的产品。例如，在选购乳制品时，应注意区别"乳制品"和"乳饮料"。乳制品的类别名称包括纯牛乳、发酵乳等（图3-4-1）；而含乳饮料还可称为乳（奶）饮料、乳（奶）饮品，其类别名称包括配制型含乳饮料、发酵型含乳饮料和乳酸菌饮料（图3-4-2）。乳饮料的营养价值远低于乳制品，因此，在选购时应细看食品类别，避免误购产品。

产品种类：全脂灭菌 纯牛乳
配　　料：生牛乳

图3-4-1　乳制品食品类别示意图

产品种类：配制型 含乳饮料
产品标准：GB/T21732

图3-4-2　乳饮料食品类别示意图

（2）配料表。 按照GB 7718-2014规定：配料表中的各种配料应按制造或加工食品时加入量的递减顺序——排列。因此，排在越前面的成分，其含量就越高。例如，患有"三高"的老年人可根据配料表选择适合自己的燕麦片。

1）营养燕麦片。在图3-4-3营养燕麦片配料表中添加了植脂末、香精、糖等，且植脂末中的氢化植物油含有反式脂肪酸，这些成分对"三高"患者有害无益，不适合"三高"患者食用。

配料：燕麦片（添加量35%）、原麦片（小麦、燕麦、大米、玉米、大豆、麦芽精、食用盐）、植脂末［葡萄糖浆、精炼植物油（部分氢化）］、酪蛋白（含牛奶蛋白）、乳粉、单硬脂酸甘油酯、硬脂酰乳酸钠、磷酸氢二钾、二氧化硅、胭脂树橙、食用香料、麦芽糊精、白砂糖、低脂奶粉（添加量10%）、碳酸钙

图3-4-3　营养燕麦片配料表

2）无蔗糖燕麦片。在图3-4-4的无蔗糖燕麦片配料表中虽然没有添加蔗糖，但麦芽糊精是淀粉水解物，其最终产物仍然是葡萄糖，不适合高血糖患者食用。此外，最终产物是葡萄糖的还有淀粉糖浆、玉米糖浆等。

配料：麦片（小麦粉、大豆蛋白粉、麦芽精、食用盐）、植脂末（麦芽糖浆、植物油、酪蛋白酸钠、单硬脂酸甘油酯、二氧化硅）、麦芽糊精、燕麦片（20%）、麦芽提取物、碳酸钙、食用香精、食用盐、食品添加剂［阿斯巴甜（含苯丙氨酸）］

图3-4-4　无蔗糖燕麦片配料表

3）纯燕麦片。在图3-4-5的配料表中只有燕麦

产品配料：燕麦片

图 3-4-5　纯燕麦片配料表

片，因为纯燕麦片完整地保留了葡聚糖、燕麦蒽酰胺等保健成分，所以纯燕麦片营养价值较高。"三高"人群可选择食用此类产品。

（3）**营养标签**。营养标签包括营养成分表、营养声称和营养成分功能声称。根据 GB 28050–2011规定，营养成分表中强制标示的内容包括能量、核心营养素含量值（"1+4"）及其占营养素参考值（NRV）的百分比。"1"是指能量，"4"是指四种核心营养素，即蛋白质、脂肪、碳水化合物和钠，NRV%是食品中某营养素的含量与该营养素参考值之比的百分值。老年人在选购食品时，一般情况下，建议根据营养成分表选择"三低一高"的食物（"三低"指低糖、低钠、低脂，"一高"指蛋白质含量高），对预防高血糖、高血压和高血脂等有利。

某饼干的营养标签如表3–4–1，以脂肪为例，根据GB 28050—2011规定，脂肪的NRV≤60 g。如果摄入100 g此饼干，其摄入的脂肪（29.6 g）占全天推荐脂肪摄入量（60 g）的49%，那么当天饮食中其他食物的脂肪（包括烹调油）摄入量要严格控制，摄入量不超过30.4 g。

表3–4–1　某饼干营养成分表

项目	每100 g	NRV%
能量	2262 kJ	27%
蛋白质	3.7 g	6%
脂肪	29.6 g	49%
碳水化合物	64.9 g	22%
钠	204 mg	10%

（4）**保质期**。保质期是指食品在标签指明的贮存条件下，保持其品质的期限。在选购食品时，可根据生产日期推断出是否超出保质期，选择

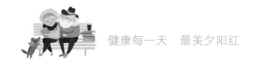

距离生产日期最近的食品，不购买超过保质期的食品。若在保质期内，应尽量选择在标示的贮存条件下存放。

（5）食品认证。食品包装上通常会有各种食品认证标志，如有机食品标志、绿色食品标志、无公害食品标志、原产地标志、ISO认证标志、食品生产许可标志（SC）等。在选购食品时，可在网上查询各种认证标志的图形和具体意义。当其他指标相同的情况下，优先选择有食品认证的产品。

2. 食品标签的应用举例

（1）乳制品和乳饮料的辨别。

1）细看产品类别。乳制品指以生鲜牛（羊）乳及其制品为主要原料，经加工制成的各种食品。乳饮料是指以乳或乳制品为原料，加入水及适量辅料经配制或发酵而成的饮料制品。乳制品和乳饮料存在很大差别，因此，在选购时一定要看清类别名称，辨别出购买的是乳制品还是乳饮料，辨别方法见"食品类别"部分。

2）看营养成分表的蛋白质含量。根据我国相关规定，乳制品和乳饮料的蛋白质含量见表 3-4-2。因此，根据蛋白质含量的高低，我们也能辨别出乳制品和乳饮料，并尽量选择蛋白质含量高的产品。如果在查看食品标签时，发现产品蛋白质含量低于2.3 g/100 g，那么这个产品就是乳饮料，常见产品主要有酸酸乳、优酸乳、AD钙奶等乳酸饮料和乳酸菌饮料。

表 3-4-2　乳制品和乳饮料的蛋白质含量

产品类别		蛋白质含量（g/100g）
乳制品	纯牛奶	≥2.9
	发酵乳（酸奶）	≥2.9
	风味发酵乳	≥2.3
	调制乳	≥2.3
乳饮料	配制型含乳饮料	≥1.0
	发酵型含乳饮料	≥1.0
	乳酸菌饮料	≥0.7

（2）酱油的选择。

1）看产品标准代号，判断产品类别。如图3-4-6所示，标准号GB 18186是指酿造酱油，高盐稀态是酿造酱油的发酵工艺之一，另一种工艺是低盐固态发酵酱油。

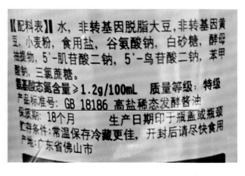

图3-4-6　酱油食品标签示意图

2）看酱油的氨基酸态氮含量。氨基酸态氮含量是反映酱油鲜味和营养价值的指标。酱油的氨基酸态氮含量越高，表示蛋白质分解得越好，营养成分越高，味道越鲜，质量等级也就越高。根据我国酿造酱油的标准，氨基酸态氮含量与质量等级的关系见表3-4-3。

表3-4-3　酿造酱油氨基酸态氮含量与质量等级的关系

质量等级	氨基酸态氮（以氮计）（g/100 ml）	
	高盐稀态发酵酱油 （含固稀态发酵酱油）	低盐固态发酵酱油
特级	≥0.80	≥0.80
一级	≥0.70	≥0.70
二级	≥0.55	≥0.60
三级	≥0.40	≥0.40

3）看钠的含量。老年人及高血压、冠心病等患者最好选择低盐酱油的食品。根据GB 28050—2011规定，每100 g或每100 ml产品中钠含量≤120 mg才满足低盐要求。因此，在选择低盐酱油食品时，应仔细看营养成分表，选出真正低盐的产品。

（3）果汁饮料的选择。

1）看果汁含量。果汁饮料的食品标签上都会标明果汁含量。目前，市场上的果汁饮料大致有4种果汁含量：10％、30％、70％和100％。果汁含量越高，其营养价值越高。因此，在选购时应看清果汁含量，尽量选择果汁含量高的产品。

2）看糖的含量。有"三高"的老年人应选择含糖量低的果汁饮料。根据GB 28050—2011规定，每100 g（固体）或100 ml（液体）的食品中含糖量≤5 g满足低糖要求。因此，老年人在选购饮料时应细看营养成分表中糖的含量，最好选择低糖果汁。

五、辨认正常大、小便要点

1. **辨认正常大便要点**

（1）**正常大便三个要点。**①排便通畅，大便性状正常，排便前后身体舒服，即从有便意到如厕排完便仅花几分钟时间，排便顺畅；②能排出成形大便，如香蕉便、卷卷便；③排便前无腹痛不适，排便后感到轻松舒服，精神上也有一种轻松感。

（2）**正常大便性状。**香蕉便、卷卷便是两类典型的正常大便，如果老年人的大便是香蕉便或卷卷便，说明排便情况良好，精神状态和饮食也都不错，应注意保持。

如果出现硬质型、细长型、黏稠型、水液型和软硬掺杂型大便，就不正常了。正常、异常大便的形态和特点详见表3-5-1。

表3-5-1　正常、异常大便的形态和特点

大便		特点	形态图示
正常大便	香蕉便	形似香蕉，为黄褐色，内含适量气体，落入水中后微微浮于水面	
	卷卷便	在香蕉便的基础上一气呵成，中途无断裂	

续表

大便		特点	形态图示
异常大便	硬质型	常见于便秘者。形状硬结如羊粪，俗称"羊子疙瘩"，为褐色或偏黑，数量很少	
	细长型	常见于体质虚弱、食少者。一段段如面条，最多三条，为偏黑的红褐色或黑色	
	黏稠型	多见于肠道功能减弱者。份量时多时少，约有一瓶牛奶的量，为褐色偏黑或黑色，含水量可达88%	
	水液型	多见于饮食不洁引起急性肠炎或受凉引起的腹泻、食物不耐受者。份量不一，颜色可有多种，呈汤或水状，含水量可达92%以上	
	软硬掺杂型	由于精神压力造成肠道功能紊乱，份量一次可达1~2杯的量，无特定颜色，块状及液状便交替出现	

（3）**排便情况**。老年人排正常大便基本有规律，且轻松，而出现异常大便时，排便时会出现一些异常情况，详见表3-5-2。

表3-5-2　正常、异常排便情况比较

指标	正常大便排便情况	异常大便排便情况
频率	健康状态下每天排便1~2次	便秘者每周排便少于3次，甚至长达2周1次；腹泻患者每日排便3次以上
一次排便时间	一般在10 min以内	一般在10 min以上
一次排便量	150~200 g，类似一个拳头大小	可<10 g，也可>250 g
难度	排便不费劲，容易	排便困难，需要消耗过多体力或精力
便前感觉	从容，能控制	腹胀、腹痛、难以控制
便后感觉	腹部舒服，无不适感	便后腹部仍不舒服，有未排尽感
颜色	黄色、褐色或摄入食物的颜色	可能为褐色、红褐色、黑色（消化道出血）、黄色等多种颜色
气味	正常粪臭味	一般有恶臭气味

2. 辨认正常小便要点

（1）**正常小便三个要点。**①通畅，排便快；②颜色和尿量正常；③便后舒服。健康成人白天排尿4~6次，夜间0~2次，这与个体每日饮水量有关。排尿从开始到结束应该是顺畅、不费力以及无间断的，排尿后应感到轻松舒服。

（2）**正常尿液性状。**健康人的新鲜尿液清澈透明，一般为淡黄色液体，不会有沉淀或浑浊的现象；饮水较多时，尿液也可能会呈现无色。个体一天的尿量为1000~2000 ml。尿液中96%是水，其余4%为尿素、电解质、维生素和色素等。正常尿液的气味来自尿中挥发性的酸性物质。

（3）**尿液颜色与可能疾病。**建议老年人小便后不妨留意一下尿液的颜色（小便颜色与可能疾病见表3-5-3）。当出现非正常颜色时，首先要考虑最近是否大量服用一些特殊药物或进食某些食物，如大量服用B族维生素、进食大量胡萝卜时尿液呈亮黄色，服用呋喃唑酮（痢特灵）、大黄时尿液呈深黄色或棕褐色，服用氨苯蝶啶可使尿液出现淡蓝色，服用亚甲蓝（美蓝）可使尿液呈蓝绿色，注射酚红后可使碱性尿呈粉红色。如果不是食物、药物引起的颜色异常，或当尿液出现恶臭、氨臭等异味，就可能是患有疾病的征兆，需及时就医。

表3-5-3　小便颜色与可能疾病

小便颜色	可能疾病
无色	除饮水较多外，可能是尿崩症、糖尿病或慢性间质性肾炎的前兆
浓茶色	除饮水过少外，可能是胆汁生成或排泄异常，肝脏或胆道病变
红色	可能为药物引起，肾脏、泌尿系统受损或肿瘤等
绿色	食物、药物引起，或特定细菌感染
泡沫	蛋白尿，肾脏过滤功能受损
乳白、灰白色	脓尿、乳糜尿或结晶尿
酱油、咖啡色	溶血性疾病、肾脏功能受损甚至肾衰竭

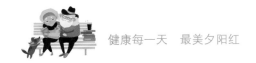

六、适合老年人的运动方式和图例

老年人运动的目的、项目和方式与年轻人不同。老年人每天要做有氧运动、抗阻运动、柔韧平衡运动，以及立、坐、卧位微运动。

1. **有氧运动**

有氧运动包括快步走、跑步、游泳、骑自行车、跳舞等。

2. **抗阻运动**

（1）维持上肢肌力（见图3-6-1至图3-6-4）。

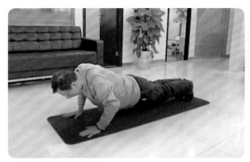 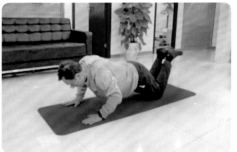

图3-6-1　俯卧撑（体力较强者）　　　图3-6-2　屈膝俯卧撑（体力较弱者）

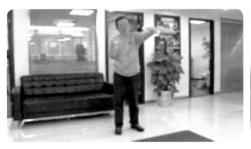

图3-6-3　持物出拳

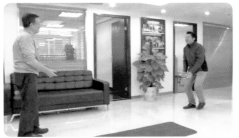

图3-6-4　站立和走动间抛接物体

（2）维持腰、腹肌力（见图3-6-5、图3-6-6）。

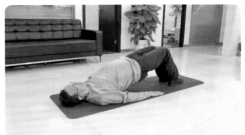

图3-6-5　仰卧桥式挺臀

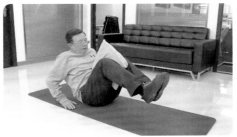

图3-6-6　坐式双腿夹物卷腹

（3）维持下肢肌力（见图3-6-7至图3-6-10）。

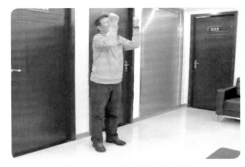

图3-6-7　靠墙徒手站立

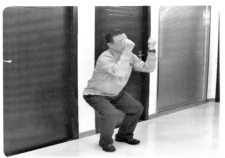

图3-6-8　靠墙徒手半蹲

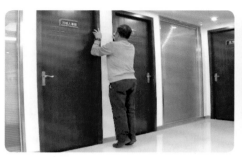
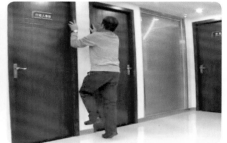

图3-6-9　扶墙双脚踮脚尖　　　　　图3-6-10　扶墙单腿踮脚尖

3. 柔韧性运动

（1）动力性牵拉（见图3-6-11至图3-6-13）。

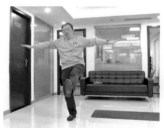
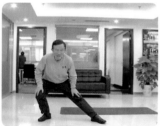
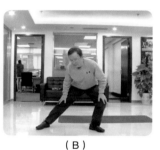

（A）　　　　　　　　　　（B）

图3-6-11　正踢腿　　　　　　　　图3-6-12　侧压腿

（2）静力性牵拉（见图3-6-13）。

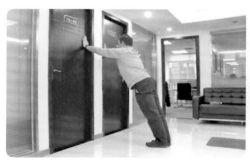
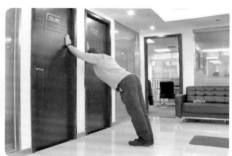

（A）　　　　　　　　　　　　　（B）

图3-6-13　扶墙压肩

4. 平衡运动

平衡运动见图3-6-14至图3-6-17。

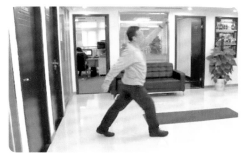
（A）
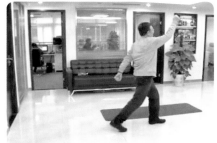
（B）

图3-6-14　大步行走

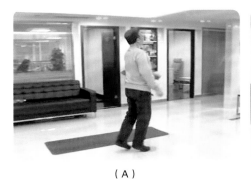
（A）
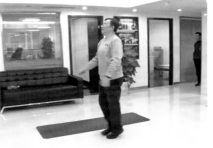
（B）

图3-6-15　踮着脚尖走

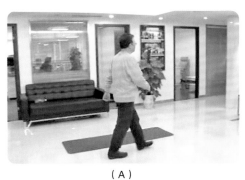
（A）
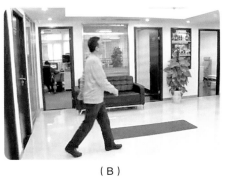
（B）

图3-6-16　小步大步交替走

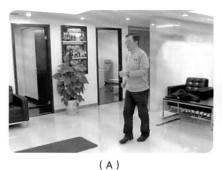
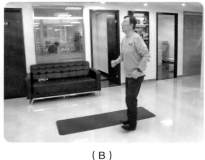

（A）　　　　　　　　　　　　　　（B）

图3-6-17　脚尖脚跟交替走

5. **养生窝**

按摩"养生窝"也是一种微运动，可在卧位或坐位时进行。它们是指眼窝（睛明穴、四白穴等）、颈前窝（天突穴）、脐窝（神阙穴）、腋窝（极泉穴）、肘窝（尺泽穴、曲泽穴）、手掌窝（劳宫穴）、颈后窝（哑门穴）、腰窝（背俞穴、腰眼穴）、腘窝（委中穴）、脚窝（涌泉穴），括号里是它们在中医学里所对应的主要穴位，如图3-6-18所示。

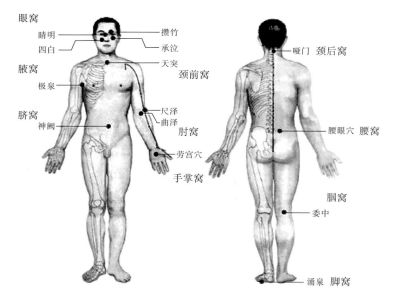

图3-6-18　养生窝穴位图

（1）**眼窝。**轻闭双目，用食指与中指指腹分别顺时针与逆时针按摩眼眶，或在眼窝处轻压。

（2）**颈前窝。**用拇指或食指按胸前两锁骨之间的颈前窝（胸骨前窝）。画圈按揉，同时做吞咽动作，直到自觉局部酸重感及憋闷感为止。

（3）**脐窝。**取坐位或仰卧位，用左右手虚掌着力，以前臂发力，连续不断地轻轻拍打肚脐。或用热敷、按揉等方法刺激肚脐。

（4）**腋窝。**将四指并拢置于腋窝顶点，腋动脉搏动处，顺时针和逆时针按摩，每十圈交换至另一侧腋窝。

（5）**肘窝。**取坐位或仰卧位，一侧上肢伸直，肘窝向上，用另外一只手虚掌着力，两侧交替拍打。重症或久病身体虚弱的老年人最好不要过重刺激这个部位，在手肘内侧轻轻按揉即可。

（6）**手掌窝。**握拳，中指与无名指两指间即是手掌窝。左手半握拳，右手握拳以中指关节背面按摩左手掌窝，再换手按摩（如图3-6-19）。

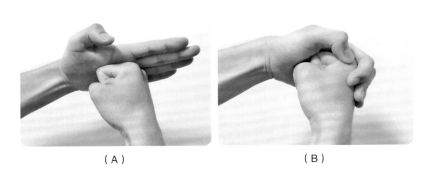

（A） （B）

图3-6-19 按摩手掌窝

（7）**颈后窝。**按摩头颈后部正中发际处，按摩一次，仰头一次（如图3-6-20）。

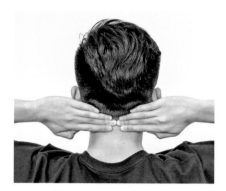

图3-6-20　按摩颈后窝

（8）**腰窝**。腰窝指背后腰间的两个凹下去的窝，是臀部骶椎骨上方和腰椎连接处的两侧，相当于腰眼穴的位置。取坐位，上身略前俯，用左右手虚掌着力，按摩腰窝部位，同时挺胸挺腰，并连续拍打腰骶部；或者取站位，双手虚握成拳，以手背敲打。对于患有严重心血管疾病或骨质疏松的老年人，不建议使用拍打法，建议以沿着脊柱走向从上至下将按为宜。

（9）**腘窝**。取坐位或俯卧位，把手掌搓热，来回搓擦两侧腘窝，间断按压，或将四指并拢，力度由轻到重，再由重到轻，连续拍打左右两边数次，轻轻按揉，以感觉肘部微微发热、酸胀为宜。

（10）**脚窝**。脚窝位于脚底部，蜷足时脚前部凹陷处。按压时将左脚放到右膝上，右拇指按压左脚窝，也可以用右脚跟按摩左脚窝。双脚轮换按摩，以搓热为好。

七、适合老年人玩的小游戏

1. 乌鸦喝水

（1）**游戏介绍。**乌鸦为了喝到瓶子里的水，用石子填充瓶子，只有将石子准确地投入瓶里，瓶子里的水面才会上升，乌鸦才能喝到水。为了帮助乌鸦喝到水，需要我们眼疾手快地点击投放，快来帮助乌鸦吧！

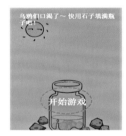

图3-7-1 "乌鸦喝水"
游戏首页界面

（2）**操作方法。**

1）通过手机App（微信公众号）或网页（4399小游戏网页），找到"乌鸦喝水"游戏，如图3-7-1。点击"开始游戏"即可进行游戏。

2）乌鸦在飞行时，单击鼠标左键（电脑）或点击屏幕（手机），即可投放石子（如图3-7-2）。投放位置稍靠前，石子如红色箭头所示，成功投进了水瓶里；如果投放过早或过晚，投放石子失败（如图3-7-3）。

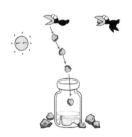

图3-7-2 正确投放石子

（3）**游戏胜利。**

当石子装满瓶子，水溢出时，乌鸦就能

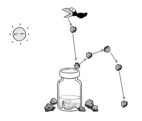

图3-7-3 投放石子失败

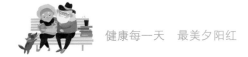

喝到水啦，游戏胜利！玩家还能看到自己的命中率评分，来判断自己的协调能力（如图3-7-4）。

（4）**特点。**可锻炼老年人的敏捷度、观察力和判断能力，以及眼、手、脑的协调能力。

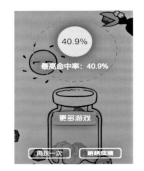

图3-7-4　游戏最高命中率

2. 从1数到50

（1）**游戏介绍。**在一个方格中有25个小格子，每个小格子都有自己的编号，你能迅速把它们从1数到50吗？

（2）**操作方法。**

1）在"掘活"App中找到"1~50"小游戏（如图3-7-5）。

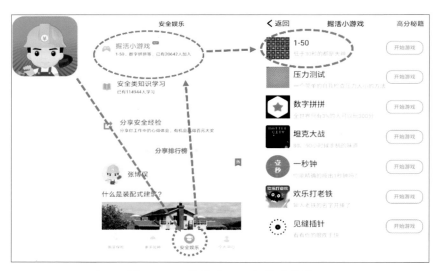

图3-7-5　找到"1~50"游戏指引

2）尽量在最短的时间内正确地将5×5的表格里的数字从1开始点击至数字50（如图3-7-6）。值得一提的是，如果点击顺序不正确，则不会消除点击的数字，表格中也不会出现新的数字，测试者就得用更多的时间才能完成游戏。

3）点击至数字26以后，表格会出现空缺，更有利于测试者对正确的数字排序的选择，所以测试者需要迅速地排序至数字26。

（3）游戏胜利。每次游戏胜利后会出现完成数字排序的所用时间以及对测试者当前状况的系统判定（如图3-7-7）。

（4）特点。锻炼老年人手、眼、脑的协调能力和反应能力，有利于活跃脑功能。

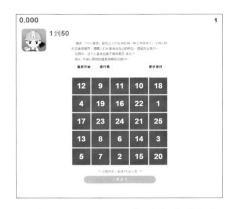

图3-7-6　"1～50"游戏首页界面

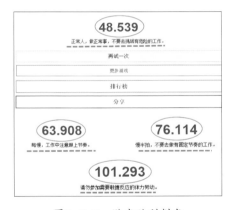

图3-7-7　游戏胜利判定

3. 左右脑协调

（1）游戏介绍。在本游戏中会出现红、黄、蓝、黑、紫五个汉字，通过判断这些汉字的意义和该汉字呈现的颜色是否一致，测试左右脑的协调程度。

（2）操作方法。

1）在4399小游戏网（www.4399.com）找到"左右脑协调"小游戏，首页界面见图3-7-8，点击"开始游戏"。

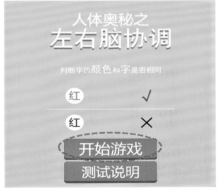

图3-7-8　"左右脑协调"游戏首页界面

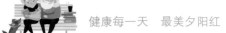

2）判断汉字的颜色与汉字是否相同，如果相同就点"√"，如果不同就点"×"。例如，在图3-7-9中，字义是红色，呈现的颜色是蓝色，两者不一致，故打"×"。

3）每一局游戏时间为1分钟，答对1题得30分；如果选择错误，游戏直接提前结束。

（3）**游戏结束。**游戏结束后，系统会根据测试者的准确率来进行评估和判断，游戏结束界面见图3-7-10。

（4）**特点。**锻炼老年人左右脑的功能，改善手、眼、脑的协调能力。

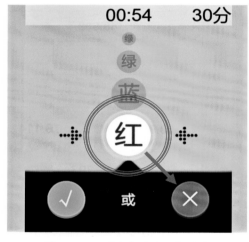

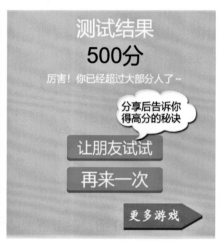

图3-7-9 "左右脑协调"游戏
操作示范

图3-7-10 游戏结束界面

4. 鲁班锁（24锁）

（1）**游戏介绍。**鲁班锁亦称孔明锁，相传是三国时期诸葛孔明根据八卦玄学的原理发明的一种玩具，曾广泛流传于民间。该玩具看似简单，其实奥妙无穷，在没有钉子、绳子的情况下，能将多根木条交叉固定在一起，组成不同形状、结构各异的整体。

（2）操作方法。

1）鲁班锁（24锁）的构件如图3-7-11所示，可通过网购获得。

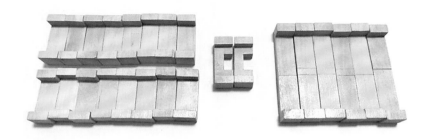

图3-7-11　鲁班锁（24锁）构件图

2）取出两长六短进行一级组装（如图3-7-12）。

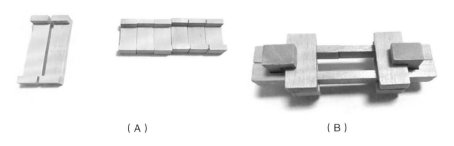

（A）　　　　　　　　　　　　（B）

图3-7-12　鲁班锁第一级组装图

3）取出四长三短进行二级组装（如图3-7-13）。

4）取出三短进行三级组装（如图3-7-14）。

5）取出三短进行四级组装（如图3-7-15）。

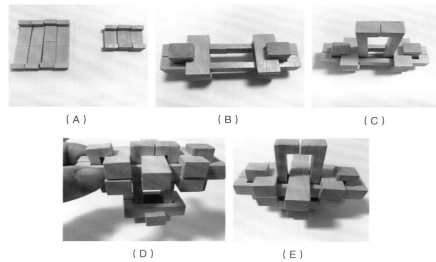

（A）　　　　　　　（B）　　　　　　　（C）

（D）　　　　　　　（E）

图3-7-13　鲁班锁第二级组装图

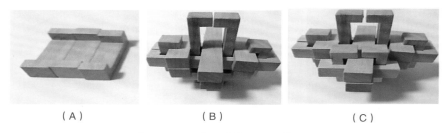

（A）　　　　　　　（B）　　　　　　　（C）

图3-7-14　鲁班锁第三级组装图

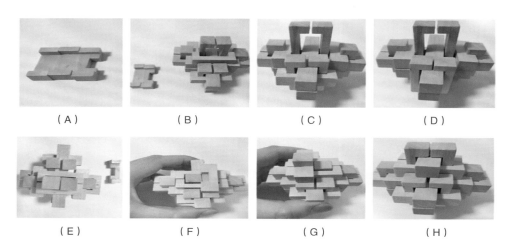

（A）　　　　（B）　　　　（C）　　　　（D）

（E）　　　　（F）　　　　（G）　　　　（H）

图3-7-15　鲁班锁第四级组装图

6）取出最后三短，按图3-7-16所示组装，即可得最终成品。

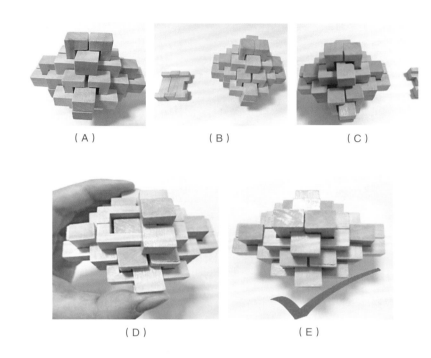

（A） （B） （C）

（D） （E）

图3-7-16 鲁班锁最终成品图

（3）**特点。**鲁班锁玩具有活跃思维、活动手指、锻炼大脑、放松身心的作用。

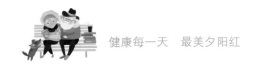

八、老年人"健康每一天"自评表

1. 目的

督促老年人做好当天生活记录，并找出主要问题，提醒老年人纠正不良生活习惯，逐渐消除诱发疾病的危险因素，健康过好每一天。

2. 填写方式

做到的打"√"，没做到的打"×"。健康老年人可每个月的第一周填写每一天的情况，鼓励有慢性病的老年人天天记录，以便及时发现问题，动态观察生活行为的变化趋势。

3. 填写人

可由老年人自己填写，也可由老年人的家属或签约服务的社区医生等问询老年人后填写。

4. 填写内容

填写内容详见表3-8-1。表中1~5题号中"1拳头"大小食物为150~200 g。

表3-8-1　老人"健康每一天"

题号	题目	周一	周二	周三	周四	周五	周六	周日
一、"吃"：平衡膳食，健康保障								
1	今天我吃了至少12种食物							
2	今天我吃了1拳头肉类和蛋类							
3	今天我吃了2拳头奶类和大豆类食物							
4	今天我吃了2拳头薯类/粗粮							
5	今天我吃了5拳头深色的蔬菜水果							
6	今天我没吃煎、炸、烧、烤、卤、熏食品							
7	今天我注意控油、控盐了							
8	这一周我食欲正常，所吃的食物种类达到了25种							
二、"喝"：喝水喝奶，吸好空气								
9	今天我喝了7~8杯白开水或淡茶水							
10	今天我主动少量多次喝水了							
11	今天我没有喝咖啡或浓茶							
12	今天我没有喝酒							
13	今天我没有吸烟，并注意远离污染空气							
14	今天我做饭时开了抽油烟机或者没有做饭							
三、"排"：二便通畅，神清气爽								
15	今天我排了1~2次大便，粪便体积大约有我一个拳头大小							
16	今天我排大便很通畅，十分钟内排完大便							
17	今天我排的大便性状正常（形状、颜色、气味都正常）							

题号	题目	周一	周二	周三	周四	周五	周六	周日
18	今天我排尿通畅，尿量有1000~2000 ml							
19	今天我的小便清亮、浅黄色或接近无色，无特别气味							
20	今天我做到了饭后刷牙漱口，无口腔异味							
四、"动"：活动活动，百病难碰								
21	今天我的身体活动量达到了6000步以上							
22	今天我运动后有微微出汗，没有腰酸背痛							
23	今天早晚我做了坐、卧、立位微运动							
24	今天我走路稳当，没有摔倒							
25	这一周我监测了体重							
五、"睡"：睡眠充足，精力旺盛								
26	昨晚我10点之前上床睡觉了							
27	昨晚我睡前1个小时内没有吃东西							
28	昨晚我睡前有泡脚、洗漱							
29	昨晚我没吃安眠药							
30	昨晚我睡得好，未做噩梦							
31	今天我起床感觉精神状态很好							
32	今天我午睡时间没有超过1小时							
六、"乐"：开心快乐，健康长寿								
34	我今天心情好							
35	今天我动脑、动嘴、动眼、动手、动腿，做了有意义的事							

续表

题号	题目	周一	周二	周三	周四	周五	周六	周日
36	今天我和朋友聊天或聚会							
37	今天我没有连续1小时以上久坐不动							
38	今天我做了自己感兴趣的事，比如唱歌、游戏、下棋等							
39	今天我出门没有忘带钥匙或钱等							
40	今天没有郁闷、焦虑、生气、发怒、吵架等不良行为							
合计								

填写人：　　　　　　　　填写时间：

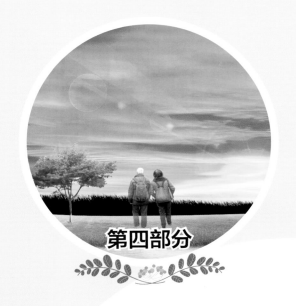

第四部分

寄语：健康每一天 最美夕阳红

一、"健康每一天 最美夕阳红"建议

1. **"吃"：平衡膳食，健康保障**

◎ 要知道：每天必须吃谷薯类、粗粮，深色蔬果，蛋、奶、肉，大豆、坚果。

◎ "十个拳头"：1拳头肉蛋，2拳头奶豆，2拳头谷薯，5拳头蔬果。

◎ 合理烹调：多用炒、焯、蒸、炖、煮、烩，少用煎、炸、烧、烤、卤、熏。

◎ 餐次安排：合理安排三餐，适当加餐。

◎ 合理用餐：按需选购备餐，少吃剩菜剩饭，公勺公筷用餐，保证食品安全。

2. **"喝"：喝水喝奶，吸好空气**

◎ 要知道：每天科学喝水、喝奶，呼吸新鲜空气；忌空腹饮奶、饮酒。

◎ 喝水：少量多次，主动喝水，首选温热白开水或淡茶水。

◎ 喝奶：每日喝奶和酸奶等奶制品共300 ml，品种选择宜多样。

◎ 喝酒：如饮酒，应限量，喝好酒或低度果酒，不劝酒、不醉酒。

◎ 吸空气：吸新鲜空气，远离污浊空气、厨房油烟和烟草烟雾。

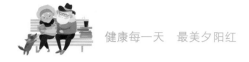

3. **"排"：二便通畅，神清气爽**

◎ 要知道：吃动平衡、足量饮水、化解压力，定时排便不憋便，避免滥用药物。

◎ 排大便：最好每天1次；排便通畅，便后舒服，性状正常。

◎ 排小便：排尿6~8次，夜尿0~2次，通畅无间断，不痛不费力，性状正常。

◎ 排汗：每天主动适量排汗，避免极端出汗，出汗后及时补充水分。

◎ 排气：有意做深呼吸；排出肠道废气；勤洗漱，防止口臭和身体异味。

4. **"动"：活动活动，百病难碰**

◎ 要知道：尽量天天户外活动，维持健康体重（老年人的BMI值宜为20.0~26.9）。

◎ 运动量：每天主动身体活动6000步，有脂肪肝、肥胖者可达10000步。

◎ 强度：运动时轻微出汗、不喘气，运动后不痛不累。

◎ 种类：首选步行、适量抗阻运动，坚持立、坐、卧位微运动。

◎ 原则：安全第一，预防跌倒；动作放慢，量力而行；动则有益，贵在坚持。

5. **"睡"：睡眠充足，精力旺盛**

◎ 要知道：每日22：00睡觉，次日6：00起床，符合人体生物钟。

◎ 睡前：宜梳头、泡脚、微运动，不宜加餐，忌喝咖啡、浓茶，不做剧烈刺激活动。

◎ 醒后：慢起床，按摩腹部，做提肛、伸腰、踢腿等坐、卧位微运动。

◎ 午睡：时间0.5~1小时，做到"五不宜"。

◎ 注意：不要熬夜，不要乱吃安眠药。

6. "乐"：开心快乐，健康长寿

◎ 要知道：笑一笑，十年少；活一天，乐一天。

◎ 动：天天动脑、动手、动腿，享受美食、美景、好心情。

◎ 学：天天用脑，不断学习；发挥余热，老有所为。

◎ 乐：忘记年龄，忘记烦恼，大度宽容，乐观向上，多参加活动。

◎ 慎：慎打麻将；慎玩手机；外出活动时要谨慎；避免太任性，以及太刺激、不安全行为。

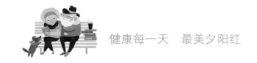

二、最美夕阳红

人必定要经历从生到死的过程，人们常用太阳来比喻美丽成功的人生。一个刚出生的健康婴儿犹如清晨的太阳磅礴而出；一个有志少年如早上八九点钟的太阳朝气蓬勃；一个热情奔放的青壮年如中午骄阳激情万丈；一个永不言败的老年人如绚丽多彩的夕阳，端庄、恬静、美丽，用其凝聚毕生的精力喷射出最后、最美的光辉，给人生画上一个圆满的句号。

不少老年人正在发出夕阳红的美丽光彩，如一些老科学家、老工程师、老艺术家，他们身体健康、精神矍铄、发光发热、无怨无悔，就这样健康过好每一天，一代一代地将中华民族的好精神、好传统、好品质传承下去，默默地为国家做出贡献。

每个老年人的夕阳红表现形式不同。在身体健康、生活能自理时，他们有一颗执着的心，继续为社会、为家庭做贡献；在身体功能衰退、生活能力下降时，他们努力维持功能，通情达理，不怨天尤人，以科学的态度对待人生；在疾病缠身、丧失生活能力时，他们勇敢地与病魔做斗争，坚强地活着，从容地告别人间。

显然，"成功衰老"者的夕阳红是美丽长久的，健康老龄化会呈现出最精彩、最壮观的夕阳红！

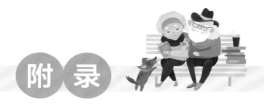

附 录

附录一　《中国居民膳食指南（2016）》摘录

一、中国居民平衡膳食宝塔

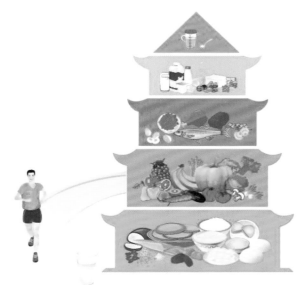

盐	<6 g
油	25~30 g
奶及奶制品	300 g
大豆及坚果类	25~35 g
畜禽肉	40~75 g
水产品	40~75 g
蛋 类	40~50 g
蔬菜类	300~500 g
水果类	200~350 g
谷薯类	250~400 g
全谷物和杂豆	50~150 g
薯类	50~100 g
水	1500~1700 ml

每天活动6000步

中国居民平衡膳食宝塔（2016）

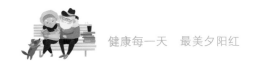

二、一般人群膳食指南六条核心推荐

推荐一：食物多样，谷类为主

◎ 每天的膳食应包括谷薯类、蔬菜水果类、畜禽鱼蛋奶类、大豆坚果类等食物。

◎ 平均每天摄入12种以上食物，每周25种以上。

◎ 每天摄入谷薯类食物250~400 g，其中全谷物和杂豆类50~150 g，薯类50~100 g。

◎ 食物多样、谷类为主是平衡膳食模式的重要特征。

推荐二：吃动平衡，健康体重

◎ 各年龄段人群都应天天运动，保持健康体重。

◎ 食不过量，控制总能量摄入，保持能量平衡。

◎ 坚持日常身体活动，每周至少进行5天中等强度身体活动，累计150 min以上；主动身体活动最好每天6000步。

◎ 减少久坐时间，每小时起来动一动。

推荐三：多吃蔬果、奶类、大豆

◎ 蔬菜水果是平衡膳食的重要组成部分，奶类富含钙，大豆富含优质蛋白质。

◎ 餐餐有蔬菜，保证每天摄入300~500 g蔬菜，深色蔬菜应占摄入蔬菜总量的1/2。

◎ 天天吃水果，保证每天摄入200~350 g新鲜水果，果汁不能代替鲜果。

◎ 吃各种各样的奶制品，相当于每天摄入液态奶300 g。

◎ 经常吃豆制品，适量吃坚果。

推荐四：适量吃鱼、禽、蛋、瘦肉

◎ 鱼、禽、蛋和瘦肉摄入要适量。

◎ 每周吃鱼280~525 g，畜禽肉280~525 g，蛋类280~350 g，平均每天摄入总量120~200 g。

◎ 优先选择鱼和禽。

◎ 吃鸡蛋不弃蛋黄。

◎ 少吃肥肉、烟熏和腌制肉制品。

推荐五：少盐少油，控糖限酒

◎ 培养清淡饮食习惯，少吃高盐和油炸食品。成人每天食盐不超过6 g，每天烹调油25~30 g。

◎ 控制添加糖的摄入量，每天摄入不超过50 g，最好控制在25 g以下。

◎ 每日反式脂肪酸摄入量不超过2 g。

◎ 足量饮水，成年人每天7~8杯（1500~1700 ml），提倡饮用白开水和茶水，不喝或少喝含糖饮料。

◎ 儿童少年、孕妇、乳母不应饮酒。成人如饮酒，男性一天饮用酒的酒精量不超过25 g，女性不超过15 g。

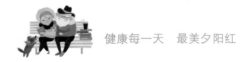

推荐六：杜绝浪费，兴新食尚

◎ 珍惜食物，按需备餐，提倡分餐不浪费。

◎ 选择新鲜、卫生的食物和适宜的烹调方式。

◎ 食物制备生熟分开，熟食二次加热要热透。

◎ 学会阅读食品标签，合理选择食品。

◎ 多回家吃饭，享受食物和亲情。

◎ 传承优良文化，兴饮食文明新风。

三、中国老年人膳食指南四条关键推荐

推荐一：少量多餐细软，预防营养缺乏

◎ 对于有吞咽障碍者和高龄老年人，可选择软食，进食过程中要细嚼慢咽，预防呛咳和误吸。

◎ 对于有营养缺乏风险和营养缺乏症的老年人，可选择适合的营养强化食品或营养素补充剂。

◎ 对于高龄老年人和身体虚弱，以及体重明显不足的老年人，可增加用餐次数，保证食物摄入充足。

推荐二：主动足量饮水，积极户外活动

◎ 老年人应少量、多次、主动饮水，首选温热的白开水，每天饮水量达到1500 ml～1700 ml。

◎ 户外活动有利于体内维生素D的合成，延缓骨质疏松和肌肉衰减的发展。

◎ 运动量应量力而行，安全第一、全面适度、舒缓自然。

推荐三：延缓肌肉衰减，维持适宜体重

◎ 延缓肌肉衰减的有效方法是吃动结合，增加摄入富含优质蛋白质的瘦肉、海鱼、豆类等食物，同时进行有氧运动和适当的抗阻运动。

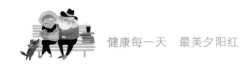

◎ 老年人应注意自身饮食和体重的变化，努力使体重维持在正常稳定水平，体重过低或过高都可能增加死亡风险。

◎ 建议老年人的BMI最好不低于20，最高不超过26.9。

推荐四：摄入充足食物，鼓励陪伴进餐

◎ 老年人每天应至少摄入12种食物，饭菜应色香味美、温度适宜。

◎ 建议孤寡、独居老年人多结交朋友，或者去集体用餐地点（社区老年食堂或助餐点、托老所）进餐；生活自理有困难的老年人，采用辅助用餐或请人送餐上门等方法。

◎ 老年人应积极主动参与家庭和社会活动，快乐享受生活。

附录二　营养素、植物化合物及其主要食物来源

营养素	主要食物来源
蛋白质	肉类（如畜肉、禽、兔）动物内脏、水产品、豆类（如大豆、豆制品）、花生、蛋类、乳类
脂肪	植物油、动物脂肪、黄油、奶油、酥油、鱼油、松子仁、花生、核桃
胆固醇	肉类及肉汤、动物内脏、鸡蛋蛋黄
单不饱和脂肪酸	茶油、混合油（茶+棕）、鸭油（炼）、棕榈油、猪油（炼）、花生油
n-3多不饱和脂肪酸	亚麻子油、紫苏油、核桃油
碳水化合物	谷类、薯类、根茎类蔬菜、豆类、硬果、糖果、甜食
钙	乳和乳制品、硬果、豆类、海产品、部分蔬菜（如冬苋菜、油菜心等）、柑橘类
磷	瘦肉、蛋、奶、动物肝肾、鱼卵、海产品、芝麻酱、坚果、紫菜、干豆类、粗粮
镁	绿叶蔬菜、粗粮、坚果、大豆、奶、肉、蛋
钾	豆类（黄豆等）、蔬菜、水果、肉类（瘦羊肉）、谷类、鱼类（鲤鱼）
钠	食盐、酱油、盐渍或腌制食品、咸菜类
氯	食盐、酱油、盐渍或腌制食品、咸菜类
硫	瘦牛肉、鸡蛋、牛奶、面粉（标准粉）、大麦粉、燕麦、马铃薯、黑芝麻、黄豆、紫菜（干）、黑米、猪肉（瘦）
铁	动物血、肝脏、瘦肉、黑木耳（干）、坚果、桂圆、大豆、芝麻酱、紫菜（干）
碘	海带、紫菜、贻贝、海鱼、虾米、豆腐干、鸡蛋

续表

营养素	主要食物来源
硒	内脏、海味品、瘦肉、谷物、奶制品、水果蔬菜、魔芋精粉、松蘑（干）
锌	贝类海产品、红色肉类、动物内脏、坚果、谷类胚芽、麦麸、奶酪
铬	粗粮、麦胚、肉类、海产品、啤酒酵母、谷类、坚果、豆类
铜	牡蛎、贝类、坚果、肝、肾、谷粒、豆类、种子（如葵花子）
维生素A	动物肝脏、鱼肝油、奶、蛋、鱼卵、奶油、乳制品
β-胡萝卜素	水果、粮食、油类、胡萝卜、甘薯、绿芥菜、菠菜、莴苣叶、南瓜、羽衣甘蓝
维生素D	鱼肝油、大马哈鱼、金枪鱼、沙丁鱼、肝、蛋黄、奶油、炖鸡肝
维生素E	植物油、向日葵子、麦胚、蛋类、坚果
维生素K	绿色蔬菜、植物油、豆类、麦麸、动物肝脏、鱼类
维生素B$_1$	动物内脏、向日葵子、谷类、花生、胚芽、瘦猪肉、豆类、蛋黄、干果类
维生素B$_2$	肝、肾、心、蛋黄、乳类、绿叶蔬菜、豆类、肉类、谷类
烟酸	肝、肾、瘦肉、鱼、坚果、乳类、蛋类、花生、茶叶、香菇
维生素B$_6$	鱼肉、禽肉、肝脏、黄豆、鹰嘴豆、全谷类（小麦）、坚果
叶酸	动物肝脏、绿叶蔬菜、胡萝卜、蛋黄、豆类、南瓜、橘子、酵母、坚果、水果
维生素B$_{12}$	肉类、动物内脏、鱼、禽、贝壳类、蛋类
维生素C	青辣椒、菠菜、韭菜、番茄、菜花、柑橘、山楂、猕猴桃、柠檬、青枣、柚子、草莓、橙子
泛酸	动物内脏、鱼、肉类、全谷食品、啤酒酵母、牛肝、米糠、花生、蛋黄、大豆
胆碱	肝脏、肉类、蛋类、动物的脑、心、绿叶蔬菜、麦芽、大豆、花生、乳类
生物素	谷类、坚果、动物内脏、豆类、蛋黄、番茄、酵母、花菜

营养素	主要食物来源
嘌呤	内脏、海产品和肉类等高嘌呤的动物性食品、浓荤汤汁、酒类、谷物糖浆或高浓度果糖
叶黄素	万寿菊、深绿色叶类蔬菜（如新鲜生甘蓝、玉米、菠菜、西葫芦等）、瓜果类（如猕猴桃、葡萄、柑橘、桃子等）
花青素	山楂、松树皮、银杏、葡萄、荔枝、野草莓、苹果、樱桃、木莓、黑莓、蓝莓、桑葚、高粱、黑米、紫薯、黑豆、红豆、花生、紫包菜、茄子皮
番茄红素	番茄、西瓜、葡萄柚、番石榴
植物甾醇	玉米胚芽油、菜籽油、芝麻油等，紫米、薏仁米、小米等，黄豆、黑豆、青豆、绿豆等，菜花、胡萝卜、豆角
植物多糖	蔬菜、果皮、菊粉、人参、枸杞、银杏、香菇、真菌多糖等
膳食纤维	全谷物、薯类、豆类、蔬菜、水果、魔芋
水	液态奶、豆浆、蔬菜、水果，以及汤和粥类
原花青素	肉桂、葡萄（葡萄籽）、高粱、苹果、可可豆，以及玫瑰果、樱桃、黑莓、草莓
槲皮素	萝卜叶、洋葱、李子、生菜、蓝莓、无花果、苹果、菠菜、芋头、西兰花
大豆异黄酮	大豆及大豆制品
姜黄素	姜、芥末、咖喱
绿原酸	咖啡豆、咖啡制品、菊苣（苦菜）、蓝莓、向日葵仁、樱桃、茄子、苹果、山楂
异硫氰酸盐	西兰花、大白菜、萝卜、芥蓝、油菜、卷心菜
大蒜素	洋葱、大葱、小葱、韭菜、韭黄
白藜芦醇	桑葚、葡萄皮、菠萝、水煮花生、冬笋

（引自：1. 杨月欣、李宁：《营养功能成分应用指南》（2011版），北京大学医学出版社，2011年；2. 中国营养学会：《中国居民膳食营养素参考摄入量》（2013版），科学出版社，2014年）

附录三 食物血糖生成指数（GI）

食物名称	GI
糖类	
葡萄糖	100.0
绵白糖	83.8
蔗糖	65.0
果糖	23.0
乳糖	46.0
麦芽糖	105.0
蜂蜜	73.0
巧克力	49.0
谷类及制品	
*小麦（整粒，煮）	41.0
*粗麦粉（蒸）	65.0
面条（小麦粉）	81.6
*面条（强化蛋白质，细，煮）	27.0
*面条（全麦粉，细）	37.0
*面条（白，细，煮）	41.0
*面条（硬质小麦粉，细，煮）	55.0
*线面条（实心，细）	35.0
*通心粉面（管状，粗）	45.0
面条（小麦粉，硬，扁，粗）	46.0

食物名称	GI
面条(硬质小麦粉，加鸡蛋，粗)	49.0
面条（硬质小麦粉，细）	55.0
馒头（富强粉）	88.1
烙饼	79.6
油条	74.9
大米粥	69.4
大米饭	83.2
*黏米饭（含直链淀粉高，煮）	50.0
*黏米饭（含直链淀粉低，煮）	88.0
糙米（煮）	87.0
稻麸	19.0
糯米饭	87.0
大米糯米粥	65.3
黑米粥	42.3
大麦（整粒，煮）	25.0
大麦粉	66.0
黑麦（整粒，煮）	34.0
玉米（甜，煮）	55.0
玉米面（粗粉，煮）	68.0
玉米面粥	50.9

续表

食物名称	GI
玉米面糁粥	51.8
玉米片	78.5
玉米片（高纤维）	74.0
小米（煮）	71.0
小米粥	61.5
米饼	82.0
荞麦（黄）	54.0
荞麦面条	59.3
荞麦面馒头	66.7
燕麦麸	55.0
薯类、淀粉及制品	
马铃薯	62.0
马铃薯（煮）	66.4
*马铃薯（烤）	60.0
*马铃薯（蒸）	65.0
*马铃薯（用微波炉烤）	82.0
*马铃薯（烧烤，无油脂）	85.0
*马铃薯泥	73.0
马铃薯粉条	13.6
甘薯[山芋]	54.0
甘薯（红，煮）	76.7
藕粉	32.6
苕粉	34.5

食物名称	GI
粉丝汤（豌豆）	31.6
豆类及制品	
黄豆（浸泡，煮）	18.0
黄豆（罐头）	14.0
黄豆挂面	66.6
豆腐（炖）	31.9
豆腐（冻）	22.3
豆腐干	23.7
绿豆	27.2
绿豆挂面	33.4
蚕豆（五香）	16.9
扁豆	38.0
扁豆（红，小）	26.0
扁豆（绿，小）	30.0
*扁豆（绿，小，罐头）	52.0
鹰嘴豆	33.0
*鹰嘴豆（罐头）	42.0
*青刀豆	39.0
青刀豆（罐头）	45.0
*黑眼豆	42.0
黑豆汤	64.0
四季豆	27.0
四季豆（高压处理）	34.0

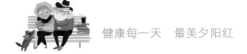

续表

食物名称	GI	食物名称	GI
*四季豆（罐头）	52.0	柑	43.0
蔬菜类		*柚	25.0
*甜菜	64.0	*菠萝	66.0
胡萝卜[金笋]	71.0	*芒果	55.0
南瓜[倭瓜，番瓜]	75.0	*芭蕉[甘蕉，板蕉]	53.0
山药[薯蓣]	51.0	香蕉	52.0
雪魔芋	17.0	香蕉（生）	30.0
芋头（蒸）[芋艿，毛芋]	47.7	西瓜	72.0
水果类及制品		种子类	
苹果	36.0	*花生	14.0
梨	36.0	乳及乳制品	
桃	28.0	牛奶	27.6
桃（罐头，含果汁）	30.0	牛奶（加糖和巧克力）	34.0
*桃（罐头，含糖浓度低）	52.0	牛奶（加人工甜味剂和巧克力）	24.0
*桃（罐头，含糖浓度高）	58.0	全脂牛奶	27.0
杏干	31.0	脱脂牛奶	32.0
杏（罐头，含淡味果汁）	64.0	低脂奶粉	11.9
李子	24.0	降糖奶粉	26.0
樱桃	22.0	老年奶粉	40.8
葡萄	43.0	克糖奶粉	47.6
葡萄干	64.0	酸奶（加糖）	48.0
葡萄（淡黄色，小，无核）	56.0	*酸乳酪（普通）	36.0
猕猴桃	52.0	*酸乳酪（低脂）	33.0

续表

食物名称	GI
*酸乳酪(低脂,加人工甜味剂)	14.0
速食食品	
大米（即食，煮1分钟）	46.0
大米（即食，煮6分钟）	87.0
小麦片	69.0
燕麦片	83.0
荞麦方便面	53.2
*比萨饼（含乳酪）	60.0
*汉堡包	61.0
白面包	87.9
面包（全麦粉）	69.0
*面包（粗面粉）	64.0
*面包（黑麦粉）	65.0
*面包（小麦粉，高纤维）	68.0
*面包（小麦粉，去面筋）	70.0
面包（小麦粉，含水果干）	47.0
*面包（50%~80%碎小麦粒）	52.0
*面包（75%~80%大麦粒）	34.0
*面包（50%大麦粒）	46.0
*面包（80%~100%大麦粉）	66.0
*面包（黑麦粒）	50.0
*面包（45%~50%燕麦片）	47.0
*面包（80%燕麦片）	65.0

食物名称	GI
*面包（混合谷物）	45.0
*新月形面包	67.0
*棍子面包	90.0
*燕麦粗粉饼干	55.0
*油酥脆饼干	64.0
*高纤维黑麦薄脆饼干	65.0
竹芋粉饼干	66.0
小麦饼干	70.0
苏打饼干	72.0
*华夫饼干	76.0
*香草华夫饼干	77.0
*膨化薄脆饼干	81.0
达能闲趣饼干	47.1
达能牛奶香脆饼干	39.3
酥皮糕点	59.0
马铃薯片（油炸）	60.3
爆玉米花	55.0
饮料类	
苹果汁	41.0
水蜜桃汁	32.7
*巴梨汁（罐头）	44.0
*菠萝汁（不加糖）	46.0
*柚子果汁（不加糖）	48.0

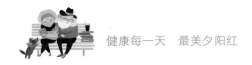

续表

食物名称	GI
橘子汁	57.0
可乐饮料	40.3
*芬达软饮料	68.0
*冰激凌	61.0
*冰激凌（低脂）	50.0
混合膳食及其他	
馒头+芹菜炒鸡蛋	48.6
馒头+酱牛肉	49.4
馒头+黄油	68.0
饼+鸡蛋炒木耳	48.4
饺子（三鲜）	28.0
包子（芹菜猪肉）	39.1
硬质小麦粉肉馅馄饨	39.0

食物名称	GI
牛肉面	88.6
米饭+鱼	37.0
米饭+芹菜+猪肉	57.1
米饭+蒜苗	57.9
米饭+蒜苗+鸡蛋	68.0
米饭+猪肉	73.3
*玉米粉加人造黄油（煮）	69.0
猪肉炖粉条	16.7
西红柿汤	38.0
二合面窝头（玉米面+面粉）	64.9
*牛奶蛋糊（牛奶+淀粉+糖）	43.0
黑五类粉	57.9

注：*表示引自国外数据（引自《中国食物成分表》（2009），309～311页）

附录四　老年人身高及其对应的健康体重

身高（m）	健康体重*（kg）							
1.40	39.2	41.2	43.1	45.1	47.0	49.0	51.0	52.7
1.42	40.3	42.3	44.4	46.4	48.4	50.4	52.4	54.2
1.44	41.5	43.5	45.6	47.7	49.8	51.8	53.9	55.8
1.46	42.6	44.8	46.9	49.0	51.2	53.3	55.4	57.3
1.48	43.8	46.0	48.2	50.4	52.6	54.8	57.0	58.9
1.50	45.0	47.3	49.5	51.8	54.0	56.3	58.5	60.5
1.52	46.2	48.5	50.8	53.1	55.4	57.8	60.1	62.1
1.54	47.4	49.8	52.2	54.5	56.9	59.3	61.7	63.8
1.56	48.7	51.1	53.5	56.0	58.4	60.8	63.3	65.5
1.58	49.9	52.4	54.9	57.4	59.9	62.4	64.9	67.2
1.60	51.2	53.8	56.3	58.9	61.4	64.0	66.6	68.9
1.62	52.5	55.1	57.7	60.4	63.0	65.6	68.2	70.6
1.64	53.8	56.5	59.2	61.9	64.6	67.2	69.9	72.4
1.66	55.1	57.9	60.6	63.4	66.1	68.9	71.6	74.1
1.68	56.4	59.3	62.1	64.9	67.7	70.6	73.4	75.9
1.70	57.8	60.7	63.6	66.5	69.4	72.3	75.1	77.7
1.72	59.2	62.1	65.1	68.0	71.0	74.0	76.9	79.6
1.74	60.6	63.6	66.6	69.6	72.7	75.7	78.7	81.4
1.76	62.0	65.0	68.1	71.2	74.3	77.4	80.5	83.3
1.78	63.4	66.5	69.7	72.9	76.0	79.2	82.4	85.2
1.80	64.8	68.0	71.3	74.5	77.8	81.0	84.2	87.2
1.82	66.2	69.6	72.9	76.2	79.5	82.8	86.1	89.1
1.84	67.7	71.1	74.5	77.9	81.3	84.6	88.0	91.1
1.86	69.2	72.7	76.1	79.6	83.0	86.5	89.9	93.1
1.88	70.7	74.2	77.8	81.3	84.8	88.4	91.9	95.1
1.90	72.2	75.8	79.4	83.0	86.6	90.3	93.9	97.1
BMI	20.0	21.0	22.0	23.0	24.0	25.0	26.0	26.9

注：健康体重指65岁及以上老年人BMI为20.0～26.9时的体重。

附录五　老年人常见身体活动强度和能量消耗表

活动项目		身体活动强度（MET）		能量消耗量[kcal/（标准体重10 min）]	
		<3 为低强度，3~6为中强度，7~9为高强度		男（66 kg）	女（56 kg）
家务活动	整理床，站立	低强度	2.0	22.0	18.7
	洗碗，熨烫衣服	低强度	2.3	25.3	21.5
	收拾餐桌，做饭或准备食物	低强度	2.5	27.5	23.3
	手洗衣服	中强度	3.3	36.3	30.8
	扫地、扫院子、拖地板、吸尘	中强度	3.5	38.5	32.7
步行	慢速（3 km/h）	低强度	2.5	27.5	23.3
	中速（5 km/h）	中强度	3.5	38.5	32.7
	快速（5.5~6 km/h）	中强度	4.0	44.0	37.3
	下楼	中强度	3.0	33.0	28.0
	上楼	高强度	8.0	88.0	74.7
	上下楼	中强度	4.5	49.5	42.0
跑步	走跑结合（慢跑不超过10 min）	中强度	6.0	66.0	56.0
	慢跑，一般	高强度	7.0	77.0	65.3
	8 km/h，原地	高强度	8.0	88.0	74.7

活动项目			身体活动强度（MET）		能量消耗量 [kcal/（标准体重10 min）]	
			<3 为低强度，3~6为中强度，7~9为高强度		男（66 kg）	女（56 kg）
球类		高尔夫球	中强度	5.0	55.0	47.0
		篮球，一般	中强度	6.0	66.0	56.0
		乒乓球	中强度	4.0	44.0	37.3
		网球，一般	中强度	5.0	55.0	46.7
		羽毛球，一般	中强度	4.5	49.5	42.0
舞蹈		慢速	中强度	3.0	33.0	28.0
		中速	中强度	4.5	49.5	42.0
		快速	中强度	5.5	60.5	51.3
其他活动		单杠	中强度	5.0	55.0	46.7
		太极拳	中强度	3.5	38.5	32.7
		健身操（轻或中等强度）	中强度	5.0	55.0	46.7

注：1MET相当于每千克体重每小时消耗1 kcal能量[1 kcal/（kg·h）]（引自：《中国居民膳食指南（2016）》，332～333页）

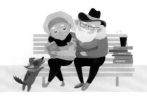

参考资料

[1] 中华人民共和国中央人民政府. "健康中国2030"规划纲要[EB/OL].（2016–10–25）[2018–3–5]. https://baike.so.com/doc/24468687–25312554.html.

[2] 国务院办公厅. 国民营养计划（2017—2030年）[EB/OL].（2017–6–30）[2018–3–5]. http://www.gov.cn/zhengce/content/2017–07/13/content_5210134.htm.

[3]中华医学会老年医学分会. 中国健康老年人标准[J].中华老年医学杂志.2013，32（8）：801.

[4] 中华人民共和国国家统计局.中华人民共和国2017年国民经济和社会发展统计公报[EB/OL].（2018–2–28）[2018–3–15]. https://baijiahao.baidu.com/s?id=1593656271082733578&wfr=spider&for=pc.

[5] 中国营养学会. 中国居民膳食指南（2016）[M].北京：人民卫生出版社，2016.

[6] 中国营养学会. 中国居民膳食营养素参考摄入量（2013）[M].北京：科学出版社，2014.

[7] 中国营养学会老年营养分会.中国老年人膳食指南（2010）[M]. 济南：山东美术出版社， 2010.

[8] 全国老龄工作委员会办公室，国家卫生和计划生育委员会. 中国老年人健康指南[M]. 北京：华龄出版社，2014.

[9] 世界卫生组织.关于老龄化与健康的全球报告[R]. Geneva：WHO,

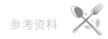

2016.

[10] ILSI国际生命科学学会驻中国办事处. 中国成人身体活动指南[M].北京：人民卫生出版社，2011.

[11] 世界卫生组织.关于身体活动有益健康的全球建议[EB/OL].[2018-4-28].https://www.who.int/dietphysicalactivity/factsheet_recommendations/zh/.

[12] 中华人民共和国国家卫生和计划生育委员会 .全民健康生活方式行动总体方案（2007—2015年）[EB/OL].（2008-4-8）[2018-4-14].http://www.moh.gov.cn/mohbgt/pw10801/200804/19287.shtml.

[13] 中华人民共和国国家卫生和计划生育委员会.全民健康生活方式行动倡议书（2016—2025）[EB/OL].（2016-9-26）[2018-4-14]. https://wenku.baidu.com/view/64874308cd1755270722192e453610661ed95ad4.html.

[14] 顾景范，杜寿玢，郭长江.现代临床营养学[M]. 2版.北京：科学出版社，2009.

[15] 李迪. 营养专家：老人想要吃好需要闯过这"五道关"[EB/OL].（2016-11-14）[2018-4-3]. http://xian.qq.com/a/20161114/013046.htm.

[16] 文剑.功能饮料市场现状及未来发展方向[J].食品与发酵工业，2007，33（4）：101-106.

[17] 姜碧杰，刘扬，李聪敏，等.膜受体在空气污染致健康损害过程中的作用[J].新乡医学院学报，2018，35（2）：88-92.

[18] SORDILLO L M，NICKERSON S C，AKERS R M，et al.Secretion composition during bovine mammary involution and the relationship with mastitis[J]. Int J Biochem，1987（19）：1165-1172.

[19] 李华，梅亚红，席甘，等.牛初乳IgG的制备工艺研究进展[J].医药前沿，2016，6（13）：13-15.

[20] 白微静.环境空气PM 2.5危害分析与防护[J].低碳世界，2017（4）：34-35.

[21] 李阳，吴达胜，周如意.空气污染物浓度与呼吸系统疾病的关系研究[J].环境污染与防治，2018，40（5）：508-512，517.

[22] 王岳人，唐艾玲，宋嘉林，等.住宅厨房卫生间污染物健康风险评价[J].沈阳建筑大学学报（自然科学版），2011，27（5）：936-941.

[23] 孙柏秋.呼吸的真相——健康空气的秘密[M].北京：金盾出版社，2015.

[24] 沈显生.生命科学概论[M].北京：科学出版社，2007.

[25] 万学红，卢雪峰.诊断学[M].北京：人民卫生出版社，2013.

[26] 李经纬.中医大词典[M].2版.北京：人民卫生出版社，2004.

[27] 寄藤文平，藤田纮一郎.大便书[M].哈尔滨：北方文艺出版社，2008.

[28] 藤田纮一郎.大便书2 [M].北京：化学工业出版社，2012.

[29] 黄卉，陈长香，李建民，等.排便时间与次数对老年人便秘的影响[J].现代预防医学，2009（11）：2071-2072.

[30] 北京市社会福利管理处.常见老年病学[M].北京：物价出版社，2001.

[31] 虞爱华.腹泻的诊断与治疗[M].北京：人民军医出版社，1998.

[32] 罗成华.便秘治疗学[M].北京：科学技术文献出版社，2009.

[33] 单倩倩，陶丽，颜士杰.女性压力性尿失禁的发病机制及治疗进展[J].安徽医药，2013，17（3）：364-367.

[34] 郑松柏，姚健凤，张颖.老年人慢性便秘的评估与处理专家共识[J].中华老年病研究电子杂志，2017，4（2）：7-15.

[35] 卢智泉，聂绍发.良性前列腺增生的流行病学研究现状[J].国际泌尿系统杂志，2007（3）：862-863.

[36] 周雪光.芝加哥"热浪"的社会学启迪——《热浪：芝加哥灾难的社会解剖》读后感[J].社会学研究，2006（4）：214-224.

[37] American College of Sports Medicine.ACSM's guidelines for exercise testing and prescription[M].Wolters Kluwer/Lippincott Williams & Wilkins，2014.

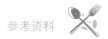
[38] ANONYMOUS. Physical Activity and Public Health in Older Adults: Recommendation from the American College of Sports Medicine and the American Heart Association （ACSM/AHA）[J]. Geriatric Nursing, 2007, 28（6）: 339-340.

[39] PATERSON D H, JONES G R, RICE C L. Ageing and physical activity: evidence to develop exercise recommendations for older adults[J]. Can J Public Health, 2007, 98（Suppl 2）: 69-108.

[40] WANG T J, BELZA B, ELAINE T F, et al. Effects of aquatic exercise on flexibility, strength and aerobic fitness in adults with osteoarthritis of the hip or knee[J]. Journal of Advanced Nursing, 2007, 57（2）: 141-152.

[41] KEOGH J W, KILDING A, PIDGEON P, et al. Physical benefits of dancing for healthy older adults: a review[J]. Journal of Aging and Physical Activity, 2009, 17（4）: 479-500.

[42] CHODZKO-ZAJKO W J, PROCTOR D N, FIATARONE S M, et al. American College of Sports Medicine position stand. Exercise and physical activity for older adults[J].Med Sci Sports Exerc, 2009, 41（7）: 1510-1530.

[43] Fiatarone M A, Marks E C, Ryan N D, et al.High-intensity strength training in nonagenarians Effects on skeletal muscle[J]. JAMA, 1990, 263（22）: 3029-3034.

[44] Latham N K, Bennett D A, Stretton C M, et al. Systematic review of progressive resistance strength training in older adults[J]. J Gerontol A Biol Sci Med Sci, 2004, 59（1）: 48-61.

[45] HAZELL T, KENNO K, JAKOBI J. Functional benefit of power training for older adults[J]. J Aging Phys Act, 2007, 15（3）: 349-359.

[46] THOMPSON P D, ARENA R, RIEBE D, et al. ACSM's new preparticipation health screening recommendations from ACSM's guidelines for

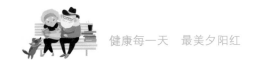

exercise testing and prescription，ninth edition[J]. Curr Sports Med Rep，2013，12（4）：215–217.

[47] TAYLOR–PILIAE R E，NEWELL K A，CHERIN R，et al. Effects of Tai Chi and Western exercise on physical and cognitive functioning in healthy community–dwelling older adults[J]. J Aging Phys Act，2010，18（3）：261–279.

[48] PATERSON D H，JONES G R，RICE C L.Ageing and physical activity：evidence to develop exercise recommendations for older adults[J].Can J Public Health，2007，98（Suppl 2）：69–108.

[49] DELBAERE K，CROMBEZ G，VANDERSTRAETEN G，et al.Fear–related avoidance of activities，falls and physical frailty. A prospective community–based cohort study[J].Age Ageing，2004，33（4）：368–373.

[50] LI F，HARMER P，FISHER K J，et al.Tai Chi and fall reductions in older adults：a randomized controlled trial[J]. journals of gerontology series a–biological sciences and medical sciences，2005，60（2）：187–194.

[51] WOJTEK J CHODZKO–ZAJKO.ACSM老年人科学运动健身[M].北京：人民卫生出版社，2017.

[52] 张惠斌.实用体能训练理论与方法[M].北京：中国轻工业出版社，2017.

[53] 曹建民.运动营养与健康和运动能力[M].北京：北京体育大学出版社，2011.

[54] EKHARD E Z，L J Filer.现代营养学[M].7版.闻芝梅，陈君石，译.北京：人民卫生出版社，1998.

[55] 中国营养学会.食物与健康——科学证据共识[M].北京：人民卫生出版社，2016.

[56] 方向华.北京市55岁以上人群体重指数与高血压即全死因死亡率的关

系[J].中华流行病学杂志，2002，23（1）：28.

[57] 葛维荣.绝经年限、体重和体重指数对绝经后妇女骨密度的影响[J].福建中医学院学报，2000，13（5）：35.

[58] 健康知识网.人到底需要睡多久？专家：7.5个小时更为健康长寿[EB/OL].（2017-3-21）[2018-4-15]. http：//www.jtdsx.com/jkcs/2017/0321/12211.html.

[59] 午睡五大好处[EB/OL].（2018-3-13）[2018-4-15]. https://zhinan.sogou.com/guide/detail/?id=316512579818.

[60] 吴捷，李洪琴，徐晟.孤独感、领悟社会支持对老人心理健康的影响[J].中国健康心理学杂志，2017，25（12）：1837-1840.

[61] 高秀红，胡小军.老年痴呆早期发现、预防和干预[J].中国老年保健医学，2014，12（2）：123-124.

[62] 刘冰冰，申靓亮，王燕.老年抑郁与家庭功能关系的研究进展[J].护理研究，2017，31（18）：2184-2187.

[63] 王芹，吴捷，谷莉，等.有效情绪调节与老年人情感健康研究进展[J].中国老年学杂志，2015，35（15）：4394-4397.

[64] 游庭活，温露，刘凡.衰老机制及延缓衰老活性物质研究进展[J].天然产物研究与开发，2015（27）：1958-1990.

[65] 李奕润，李华.运动医学对延缓衰老的作用[J]. 中国美容医学，2017，26（1）：31-36.

[66] 世界卫生组织，国际阿尔茨海默病协会.痴呆：一个公共卫生重点（中文版）[M].北京大学精神卫生研究所，译.世界卫生组织，2012.

[67] YIN Z，CHEN J，ZHANG J，et al. Dietary Patterns Associated with Cognitive Function among the Older People in Underdeveloped Regions：Finding from the NCD FaC Study[J]. Nutrients，2018，10（4）：464.

[68] YIN Z，FEI Z，QIU C，et al. Dietary Diversity and Cognitive Function among Elderly People： A Population-Based Study [J]. J Nutr Health Aging，

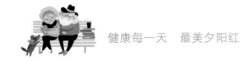

健康每一天　最美夕阳红

2017，21（10）：1089-1094.

[69] CHENG D，KONG H，PANG W，et al. Vitamin B supplementation improves cognitive function in the middle aged and elderly with hyperhomocysteinemia[J].Nutritional Neuroscience，2014，19（10）：461-466.

[70] H Y KONG，D M CHENG，W PANG，et al.Homocysteine levels and cognitive function scores measured with MMSE and BCAT of middle-aged and elderly subjects in Tianjin city[J]. Journal of Nutrition，Health & Aging，2013，17（6）：527-532.

[71] CHENG D M，JIANG Y G，HUANG C Y，et al. Polymorphism of MTHFR C677T，serum vitamin levels and cognition in subjects with hyperhomocysteinemia in China[J]. Nutritional Neuroscience，2013，13（4）：175-182.

[72] 杨红澎，蒋与刚，庞伟，等.蓝莓花色苷单体改善老龄小鼠学习记忆的研究[J].营养学报，2009，31（6）：583-587.

[73] 庞伟，蒋与刚，杨红澎，等. 蓝莓提取物对H_2O_2诱导的体外培养的大鼠海马神经元氧化损伤的保护作用[J].中国应用生理学杂志，2010，26（1）：51-54.

[74] KATHERINE KENT，KAREN CHARLTON，STEVEN ROODENRYS，et al.Consumption of anthocyanin-rich cherry juice for 12 weeks improves memory and cognition in older adults with mild-tomoderate dementia[J].Eur J Nutr，2017（56）：333-341.

[75] 中国营养学会：http：//www.cnsoc.org.

[76] 中国医师协会睡眠医学专业委员会：http：//www.cmdasm.com/cn/index.aspx.

[77] 科学睡眠协会：http：//www.sciencesleep.org.

[78] 中国健康协会：http：//www.chinajk.org.

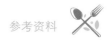

[79] 美国睡眠协会：http：//www.aasmnet.org.

[80] 世界睡眠医学协会：http：//wasmonline.org.

[81] 国际睡眠产品协会：http：//www.sleepproducts.org.

[82] 加州大学洛杉矶分校睡眠障碍中心：http：//sleepcenter.ucla.edu/sleep-older.

[83] 中国老年学和老年医学学会：http：//www.cagg.org.cn.

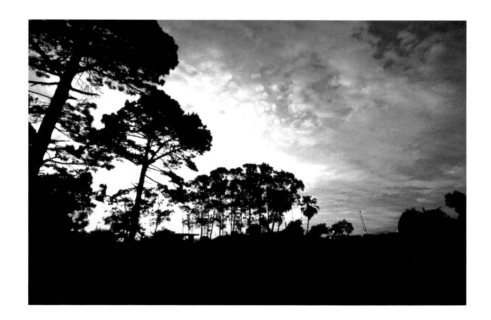